最高休息法

經耶魯大學精神醫療研究實證

The Neuroscience of Mindfulness

Meditation Can Literally Change Your Brain

久賀谷亮——著 陳亦苓——譯

一專文推薦一（依姓名筆畫順序排列）

陳德中　台灣正念工坊執行長

很開心看到這位在美國執業的日本醫師，把正念（Mindfulness）與腦神經科學（Neuroscience）彙整的這麼清楚易懂。透過故事與對話的型態，生動地讓讀者們瞭解如何應用正念技術，讓大腦休息、充電與轉化，重新找回活力充沛的精神狀態。

齊立文　《經理人月刊》總編輯

不要害怕停下來。

人生「不進則退」的思維，從小深植在我們的腦海裡，甚至還有「維持現狀就等於退步」的說法。於是我們總是把注意力放在我得做點什麼、學會什麼、成就什麼，不是在追悔過去沒做到、沒做好的事，就是期待或焦慮未來能夠有所改變。這本結合了小說和方法的書，希望你從「此時刻起」，每天抽出一點時間，把心力專注在「此時此刻」。

你一定知道累了就要休息，但是你也一定困惑，爲什麼愈休息愈累；你肯定對「活在當下」這個詞不陌生，不過我猜你從來沒有學會、也沒有做到過這件事。如果你以爲什麼事都不做、放大假、出國旅遊、長時間睡眠就是休息，你可以透過書中結合科學與實例的內容，學習什麼叫做「眞正的休息」，找回身心與工作的和諧狀態。

【前言】

具科學正確性的「大腦休息法」

「不論忙不忙，總是覺得累。」

「再怎麼休息，睡得再多，不知爲何就還是很倦怠。」

「注意力無法持續，有的沒有的想很多。」

這樣的人，累的不是身體，是腦袋。

大部分人都以爲「休息＝讓身體休息」。

睡得飽飽的、在渡假村裡悠閒地渡假、好好地泡一泡溫泉……當然，像這樣讓身體休息確實也很重要。

但有些疲勞是無法因此恢復的，那就是所謂——腦的疲勞。

沒錯，腦袋有腦袋的休息方法。本書要爲各位介紹的就是這個。

腦部的疲勞和肉體上的疲勞具有根本性的差異，再怎麼讓身體休息，大腦的疲勞還是會在不知不覺中不斷累積。

而大腦的疲勞一旦慢性化地持續累積下去，人在各方面的表現便會越來越差，甚至可能導致所謂的心理疾病。

人們正在摸索「科學化的大腦療癒法」

我在位於美國洛杉磯南灣的精神醫療診所「TransHope Medical」擔任院長。其實，在洛杉磯開業的日本人精神科醫師，只有我一個。診所開業至今已約莫6年，我面對了此地區居民的各種心理問題。

然而，現在美國的精神醫療正在大幅改變。例如：藥物治療。這在日本還相當普遍，但在美國則傾向於盡量避免。而形成此背景環境，是所謂大腦科學療法的發展，亦即將人腦視爲某一器官來直接予以治療。以最先進的腦部科學研究成果爲基礎之穿顱磁刺激（Transcranial Magnetic Stimulation，簡稱ＴＭＳ）治療等技術的不斷革新，讓心理問題的改善有機會不再必須倚靠有副作用的藥物。

此外，在心理諮商領域，也出現了包含冥想在內的所謂第三代認知行爲療法等最新趨勢。

而說到冥想，它和單純的放鬆是有根本性的差異。目前腦科學亦有涉足此領域，因爲冥想已被證明確實能爲人腦帶來好的變化。

曾於耶魯大學醫學院精神醫學系研究先進腦部科學的我，也在自己的診所引進了ＴＭＳ磁刺激治療，以及冥想的治療法。

在本書中，我主要想介紹的是後者。雖然ＴＭＳ磁刺激治療也很有前景，今後可望在日本逐漸普及，但基本上它依舊處於發展階段。而冥想除了簡單方便外，從最新的研究動向可知，其效果也是相當值得期待的。

就算你「什麼都不做」，腦袋還是會累

一聽到「冥想」這兩個字，大家心中可能會出現一些奇怪的想像。應該也有人會覺得「有需要這麼麻煩嗎？什麼都不想地發個呆，腦袋不就可以休息了嗎？」

不幸的是，不管你怎麼悠哉地浪費時間，你的腦袋都無法因此獲得休息，甚至還可能會持續消耗能量。

常聽人說，腦是個重量不過佔體重2％左右，但所消耗的能量卻佔了人體總消耗能量20％的「大胃王」■01。而且大腦所消耗的這些能量，

何謂預設模式網絡（DMN）？

由內側前額葉皮質、後扣帶皮層、楔前葉、
頂葉頂下葉等所構成的大腦迴路

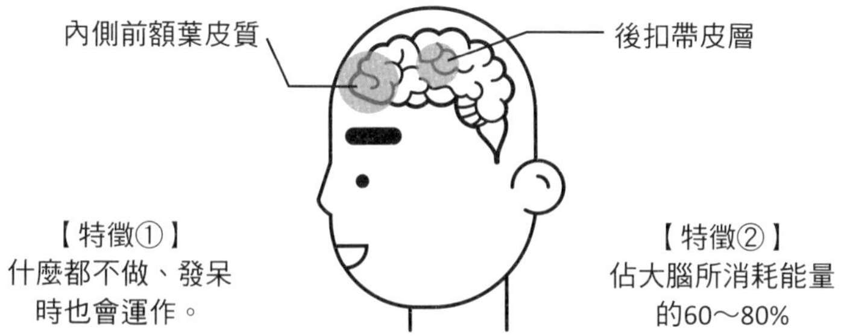
內側前額葉皮質
後扣帶皮層
【特徵①】
什麼都不做、發呆
時也會運作。
【特徵②】
佔大腦所消耗能量
的60～80%

大半都用於所謂的預設模式網絡（DMN，Default Mode-Network），也就是所謂的「大腦暗能量」。

所謂的DMN，是指由內側前額葉皮質、後扣帶皮層、楔前葉、頂葉頂下葉等所構成的腦內網絡，會在大腦未進行有意識的活動時執行基本運作。把它想像成汽車的怠速狀態，或許會比較容易理解。

我從以前開始就一直對這種腦部活動很有興趣，雖說最後選擇了耶魯，但其實我也曾經前往華盛頓大學聖路易斯分校，拜訪DMN的發現者——馬庫斯・賴希勒（Marcus Raichle）。

據說，DMN竟佔了大腦能量消耗的60～80%。

也就是說，即使是發呆，只要DMN持續過度運作，腦袋就會越來越累。「明明發了一天的呆，卻還是沒能消除疲勞」的人，有可能就是DMN過度運作的關係。

換言之，除非建立可抑制DMN運作的大腦結構，否則，你將永遠都無法獲得真正的休息。

事實上，所謂的疲勞感本身就是一種腦部現象。亦即腦部的疲勞會優先於肉體上的疲勞，將「好累」的感覺帶進你心裡。

故就此意義而言，學會「大腦休息法」正是提升個人注意力及表現的捷徑。

全世界的菁英們都是這樣讓大腦休息

你有聽過所謂的正念（Mindfulness）一詞嗎？

最近似乎也出版了很多與此相關的書籍。而這幾年在美國，正念可說是如爆發般地流行了起來。

這個神祕的詞彙到底代表什麼意思呢？只要讀了本書就會知道了。不過，若硬要以一句簡單的話來解釋，正念就是指「透過冥想等來達成的大腦休息法之總稱」。

蘋果公司創始人史提夫·賈伯斯爲冥想的實踐者，這件事是衆所皆知的。

像Google那樣超大企業也將名爲SIY（Search Inside Yourself，搜尋內在自我）的正念課程納入公司內部系統，且其效果不斷持續獲得證實[02]。其他如：臉書、思科（網路設備巨頭）、巴塔哥尼亞（戶外活動用服飾的製造與銷售）、安泰（醫療保險業巨頭）等知名企業也都在積極引進。

此外，如馬克·貝尼奧夫（Marc Benioff，Salesforce.com的董事長兼首席執行長）、傑夫·韋納（Jeff Weiner，LinkedIn的首席執行長）、約翰·麥基（John Mckee，Whole Foods的共同執行長）、埃文·威廉斯（Evan Williams，Twitter等的創始人）、馬克·貝托里尼（Mark Bertolini，安泰的董事長兼首席執行長）等，在企業的經營管理高層或創業家之中，冥想的實踐者並不在少數。

一向讓人覺得最務實、最重視實際利益的美國人，而且還是除非真的有用、否則絕不出手的那些菁英們，為何會開始實踐正念呢？

理由很簡單。因爲他們都了解「讓大腦休息」的重要性，同時也知道正念就是「最好的休息方法」。

在學術界，有關正念在大腦科學上的理論支持也有所進展。

於本書中出現多次的賈德森・布魯爾（Judson Brewer，目前為美國麻薩諸塞大學的副教授），是我在耶魯大學醫學院精神醫學系進修時的同學。他提出了一份報告，該報告指出——DMN（即大腦暗能量）主要的活動可藉由冥想來抑制。

也就是說，冥想正是「具科學正確性的大腦休息法」的證據，一個接著一個地開始匯集了起來。

真正的休息並非「單純的充電」

因此在本書中，我將以同時穿插介紹大腦科學知識的方式，講述正念的「最高休息法」。

而首先，為了讓各位能大略掌握正念冥想的基礎概要，我提供了一段前導部分「先睹爲快！消除腦部疲勞的七個休息法」。若想盡快了解實際做法的人，可直接閱讀該部分。

然後，接著的主要內文則是採取故事的形式。而故事的舞台是設在我曾就讀的耶魯大學醫學院。我想這樣的背景設定，比較能讓各位透過眞實的空間感，體會到正念是如何與最尖端的大腦科學相互結合。

故事中的人物皆爲虛構，但所引用的研究成果都是眞的。參考文獻等會以■01這樣的方式標示，並統一列在書末。想進一步認眞鑽研的讀者，請務必加以參考。

在進入正文之前，讓我再補充一點。各位在聽到「休息」一詞時，是否會有姑且應急一下的感覺呢？

但實際上本書所說的休息，並不是指一般的「充電」而已，因爲人腦是會改變的，這叫做「腦的可塑性」。

只要持續實踐正念，你就能擁有不易疲勞的大腦。

替沒電了的電池充電並不是真正的休息；改變你的大腦，擁有能高度集中的注意力，才是「最高休息法」的真正目的。

請務必抱著這樣的觀念閱讀下去。那麼接下來，就讓我們開始囉！

久賀谷 亮

contents

先睹為快！

消除腦部疲勞的七個休息法

正念時刻——「最高休息法」的故事

Lectur 0

尖端腦科學所關注的「大腦休息法」

Lectur 3
「自動駕駛」會使大腦精疲力竭
——提升專注力的方法

Lectur 4
淨化腦部的「睡眠」×「冥想」
——溫柔的慈悲心

Lectur
5

別壓抑杏仁核！
——不累積疲勞的「焦慮消除法」

Lectur 6 永別了，心猿意馬——徹底消除雜念

Lectur 7 「憤怒與疲勞」之間出人意料的關聯性——「緊急模式」的大腦科學

特別附錄

美國精神科醫師推薦——五日簡單休息法

先睹為快！

消除腦部疲勞的七個休息法

在此爲各位摘要了本書所介紹的「休息法」。
讀完正文故事後，若能再看一遍本篇，
效果將會更進一步提升。

大腦休息法

1

覺得腦袋累了的時候

——正念呼吸法

容易疲勞的大腦，
總是不知何謂「當下」！

注意力渙散、沒精神、焦躁不安等，都是腦部疲勞的徵兆。其根本原因就在於，意識始終朝向過去或未來，不在「此時此地」的狀態已成為長期以來的惡習。這時請進行「心靈練習」，將意識導向當下，以建立出不易疲勞的大腦。

對這些有效！

- 減低壓力
- 抑制雜念
- 提升注意力及記憶力
- 控制情緒
- 改善免疫力

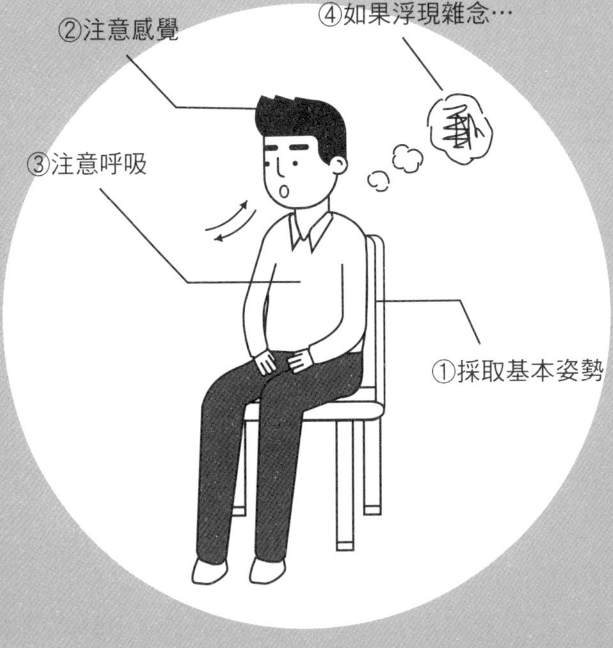

正念呼吸法

細節詳見
P.90～

①採取基本姿勢

- 坐在椅子上，將背部稍微挺直，離開椅背。
- 腹部放鬆，手放在大腿上，雙腿不交疊。
- 閉上眼睛。若想張開，則需望向前方 2 公尺左右的位置。

②將意識導向身體的感覺

- 感受與周遭的接觸（腳底與地板、屁股和椅子、手和大腿等）。
- 感受身體被地球重力吸引。

③注意呼吸

- 注意與呼吸有關的感覺（通過鼻孔的空氣／因空氣出入而導致胸部及腹部的起伏／呼吸與呼吸之間的停頓／每一次呼吸的深度／吸氣與吐氣的空氣溫度差異…等等）。
- 不必深呼吸也不用控制呼吸，感覺就像是「等著」呼吸自然到來。
- 為呼吸貼上「1」、「2」…「10」的標籤也很有效果（→117頁）。

④如果浮現雜念…

- 一旦發現自己浮現雜念，就將注意力放回至呼吸——呼吸是「意識的錨」。
- 產生雜念是很正常的，不必過度苛求。

POINT

- 5分鐘也好，10分鐘也行，重要的是每天持續實踐。
- 要在同一時間、同一地點進行（大腦最喜歡「習慣」了）。

2

發現自己在想事情的時候

——動態冥想

擺脫會讓腦袋疲勞的
「自動駕駛狀態」！

這是個多工的時代，每個人在做某件事的「同時」，往往也做著別的事情。在日常行為中，越是處於「自動駕駛模式」，人的腦袋就越容易浮現雜念。而這一旦成為常態，注意力、專注力便會降低。

現在，就讓我們來試看看也有被Google員工訓練「SIY」所採納的動態冥想吧。

對這些有效！

- 專注力及注意力的改善
- 實現心流（Flow State）狀態

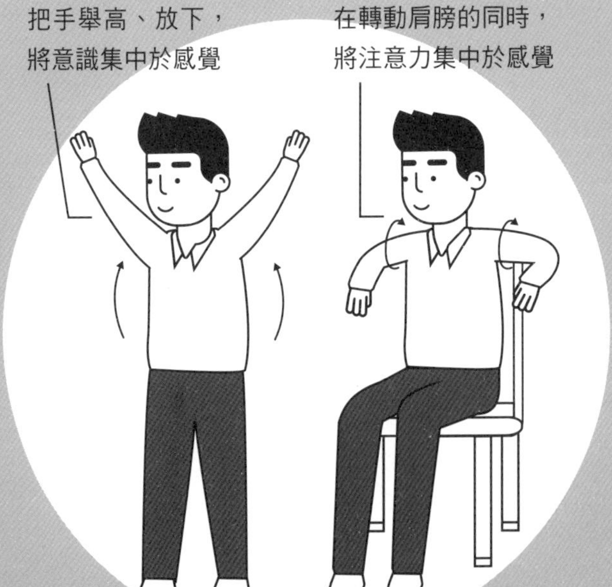

把手舉高、放下，
將意識集中於感覺
在轉動肩膀的同時，
將注意力集中於感覺

動態冥想
（站姿／坐姿）

細節詳見
P.117～

①步行冥想

- 可自由調整速度，但建議一開始最好慢慢走。
- 將注意力放在手腳的肌肉及關節的動作、與地面接觸的感覺。
- 例如：「右／左」或「舉高／放下」等，可替自己的動作（動態）貼上標籤。

②以站姿進行動態冥想

- 站著並將雙腳打開至與肩同寬，雙手伸直，從左右兩側緩緩上舉。
- 將意識導向手臂肌肉的動作、血液往下流的感覺，以及感受重力。
- 待手完全舉起後，再以同樣方式慢慢放下，反覆進行多次。

③以坐姿進行動態冥想

- 坐在椅子上，將雙肩緩緩地由後往前轉動。
- 仔細注意肌肉及關節等的動作、感覺。
- 轉完一圈後，將肩膀朝逆向轉回去，並以同樣方式集中注意力。

④還有其他方法

- 將意識導向至日常生活中的行動（穿衣服／刷牙等）。
- 在開車時，注意屁股接觸到座椅的感覺、手握著方向盤的感覺、轉方向盤或踩煞車時肌肉及關節的動作等（小心別發生事故）。
- 一邊做簡單的國民健康操，一邊注意身體的動作及感覺。

POINT

- 事先決定好動態冥想的實行時機，就比較容易養成習慣。例如：「從走出玄關開始」、「從走出車站驗票口開始」等。
- 將注意力放在每天的三餐飲食上（餐食冥想→103頁）。

大腦休息法

3

因壓力而導致身體狀況不良的時候

——呼吸空間

改變腦部結構，改變對壓力的感知方式。

壓力是一種腦內現象，然而，一旦長期持續累積，便會對身體產生各種影響，從身體的漸漸倦怠無力及肩頸僵硬等症狀，到劇烈的腹痛、腸胃炎等。

現在有方法可以讓你注意到壓力對身體的影響，並從大腦（額葉與杏仁核的關係）來進行改善。

對這些有效！

- 消除壓力
- 因壓力造成的緊張（肩頸僵硬等）
- 改善其他的身體不適

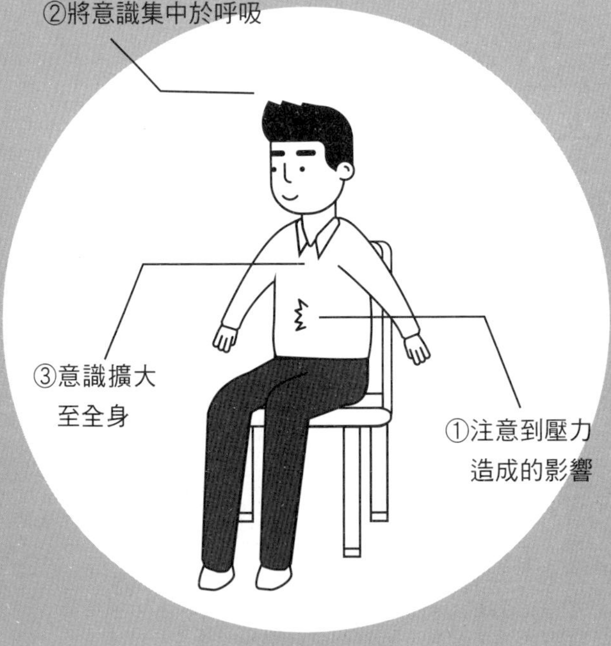

②將意識集中於呼吸
③意識擴大至全身
①注意到壓力造成的影響

呼吸空間

細節詳見 P.146～

①注意到壓力造成的影響

- 採取正念冥想的基本姿勢（→26～27頁）。
- 用「一句話」來描述造成壓力的原因。
- 一邊在心中複誦那句話，一邊確認自己的身心反應。

②將意識集中於呼吸

- 為呼吸貼上「1」、「2」的標籤（→117頁）。
- 感覺身體的緊繃慢慢舒緩、逐漸放鬆。

③將意識擴大至全身

- 將注意力擴及全身（想像整個身體都在呼吸）。
- 吸氣時，想像著將空氣吹入對壓力有所反應的身體部位，並隨著每一次的呼吸，感覺該處逐漸放鬆。
- 再進一步將注意力擴大至周圍整個空間。

POINT

- 即使是身體的疲勞，其主要舞台仍在大腦。
- 將壓力因子詞語化 ，便能使自己的「認知扭曲」客觀化。

4

想跳脫思考的重複迴圈時

——消除心猿意馬的方法

讓反覆出現在腦袋裡的「心猿」安靜下來

當腦中有各種雜念交纏翻攪，處於「心猿意馬」的狀態時，腦部的能量就會被大量浪費，導致疲勞不斷累積，睡眠品質低下。這時，第一件事就是要改變你對雜念的「認知」。只要替反覆出現的想法取「名字」，就不容易陷入迴圈。

對這些有效！

- 抑制思考的重複迴圈
- 提升專注力避免自我嫌惡
- 改善睡眠品質
- 深度睡眠

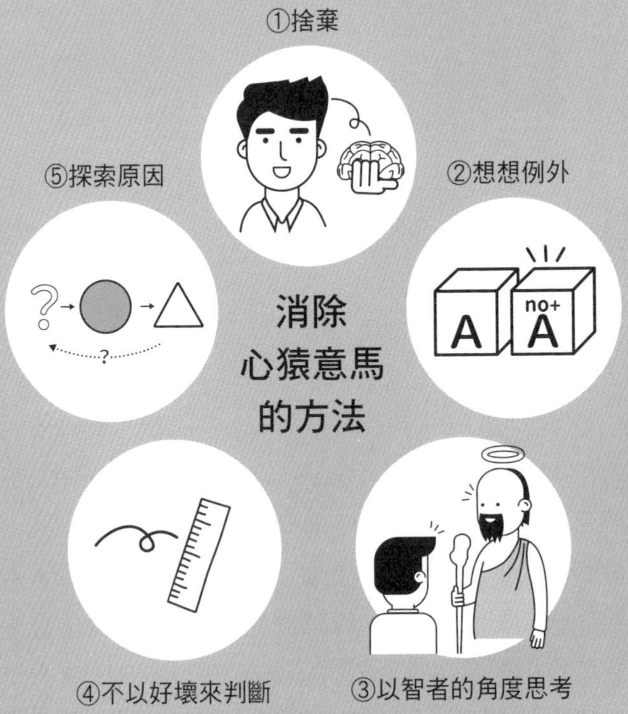

細節詳見
P.167~

①捨棄

- 為想法貼上標籤，意識到「已想過很多次」的事實。
- 想像「我受夠了！」而將想法趕出腦袋的感覺。

②想想例外

- 之所以會出現同樣的想法，是不是因為設定了同樣的前提？
- 試著思考不符合該想法的例子。

③以智者的角度思考

- 你所尊敬的人或歷史上的偉人會怎麼想？
- 你是否將「雜念本身」和「有雜念的自己」畫上了等號？

④不以好壞來判斷

- 你是否用了不屬於「當下」的其他標準來評斷事物？
- 要注意「不做道德評斷（non-judgmental）」。

⑤探索原因

- 該想法不斷浮現的原因為何？
- 從自己的「深層需求（deep needs）」開始重新思考。

POINT

- 「雜念＝電車」而「自己＝月台」，像這種認知行為療法式的方法相當有效。
- 思考的重複迴圈也會妨礙睡眠（大腦的淨化）。

5

感覺似乎被憤怒或衝動牽著走的時候

——RAIN

細節詳見
P.186~

創造不會「被杏仁核挾持」的大腦結構

大腦承受過多壓力時，控制本能與情感的杏仁核就會開始失控。通常對應於理性的額葉會抑制此現象，而只要持續冥想，你就能創造出兩者平衡的大腦結構。

感覺到憤怒的時候，就用RAIN的四個步驟來控制衝動吧。

對這些有效！

- 平抑怒氣
- 控制慾望
- 抑制衝動
- 減重
- 戒煙

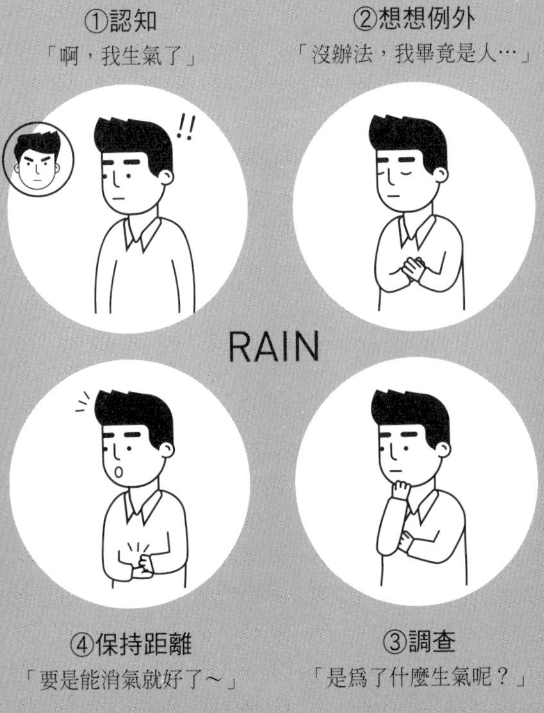
①認知
「啊，我生氣了」
②想想例外
「沒辦法，我畢竟是人…」
RAIN
③調查
「是爲了什麼生氣呢？」
④保持距離
「要是能消氣就好了～」

①Recognize（認知）

- 認知到自己心中產生怒氣。
- 不把憤怒和憤怒的自己畫上等號。

②Accept（接受）

- 接受產生了怒氣這項事實。
- 不對此事實做價值判斷，容許其存在。

③Investigate（調查）

- 檢查自己生氣時身體有何變化？
- 心跳有何變化？
- 身體是否有哪裡很緊繃？

④Non-Identification（保持距離）

- 不將自己的情感視為個人問題。
- 拋開怒氣，把它想成是「別人的事」。

POINT

- 對憤怒以外的各種衝動（渴望）也很有效。
- 越是目標導向的人，心靈就越會缺乏空間，容易衝動。

大腦休息法

6

對他人抱有負面情緒的時候

——溫柔的慈悲心

培養可消除腦部疲勞的「正面情緒」

每個人都會有「無論如何就是不喜歡的人」。實際上，人的壓力大半都來自於人際關係。讓我們減少嫌惡、嫉妒及憤怒等負面情緒，藉由培養內在對他人的愛與仁慈，來建立不易累積疲勞的大腦狀態。

對這些有效！

- 抑制對他人的負面情緒
- 培養正面情緒

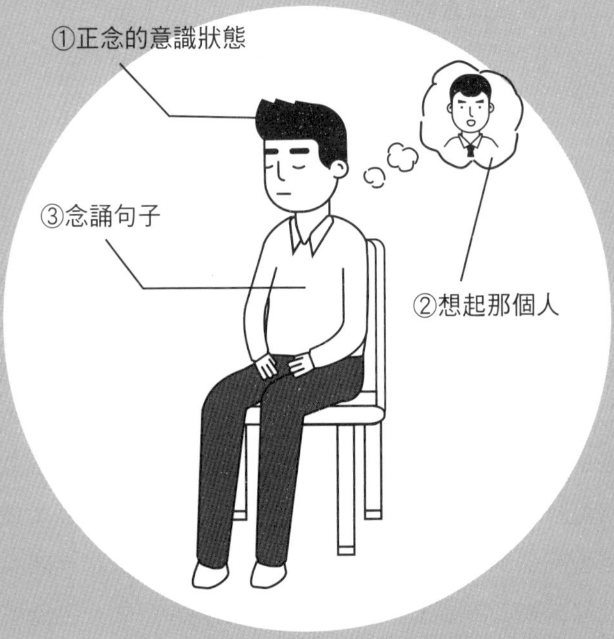

慈悲心

細節詳見
P.134~

①建立正念的意識狀態

- 持續做10分鐘一般的正念冥想（→26～27頁）。
- 將注意力從負面情緒重新導向「當下」。

②想起那個人

- 想像為你帶來壓力的那個人。
- 將注意力放在自己的身心變化上（身體的緊繃、心理的反應等）。

③在心中念誦句子

- 「希望你能避開各種危險，平平安安」。
- 「希望你幸福，安心自在」。
- 「希望你健康」。

POINT

- UCLA（加州大學洛杉磯分校）也已引進培養慈悲心的課程。
- 慈悲心，可抑制造成腦部疲勞的原因（DMN的過度運作）。

7

覺得身體不適，感到疼痛的時候

——身體掃描

細節詳見
P.221~

從大腦消除身體的疲勞與疼痛

大腦的狀態，會透過自律神經及荷爾蒙反映在身體上。一旦腦部累積了過多疲勞，身體的某些部分就會發熱或產生疲累感，嚴重時，甚至會導致局部疼痛。

正念冥想不僅能抑制短時間的疼痛，還能有效建立可應付疼痛的大腦結構。

對這些有效！

- 壓力性的疼痛
- 皮膚病
- 熱潮紅
- 調節自律神經

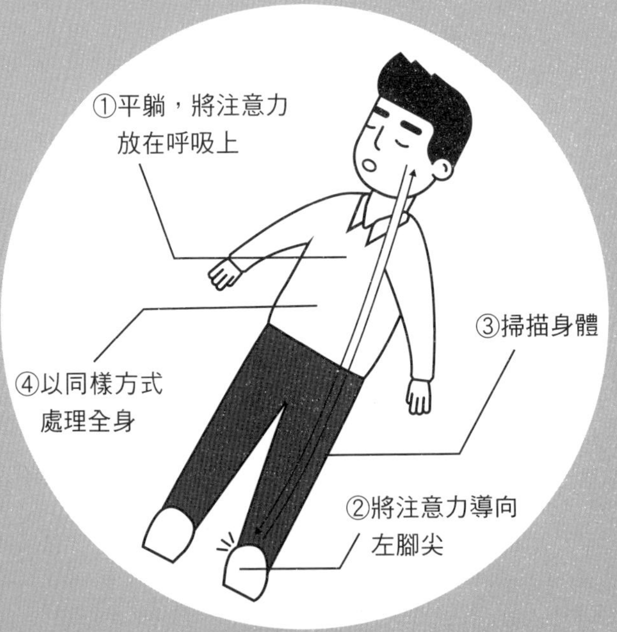
①平躺，將注意力
放在呼吸上
②將注意力導向
左腳尖
③掃描身體
④以同樣方式
處理全身

身體掃描

①平躺，將注意力放在呼吸上

- 也可坐在椅子上進行。
- 同時必須意識到腹部伴隨呼吸而上下起伏等感覺。

②將注意力導向左腳尖

- 腳接觸到鞋子或襪子的感覺如何？
- 腳趾接觸到相鄰腳趾的感覺如何？

③掃描身體

- 請如下從左腳尖開始「掃描」：
  - ►吸氣時：空氣從鼻子進入，經過身體吹往左腳尖。
  - ►吐氣時：在左腳尖處的空氣，經過身體，從鼻子離開。

④為全身進行同樣的程序

- 完成從左腳尖到左大腿的掃描後，對右腳、左手和右手、頭部及腹部等也都進行同樣的掃描。
- 注意感覺疼痛的部位，並留意疼痛的強度、特性等的「變動狀況」，並且同樣掃描該部位。

POINT

- 改善肩頸僵硬及全身倦怠等的效果亦值得期待。
- 也要注意感受「身體的感覺是如何變化的」。

正念時刻

「最高休息法」的故事

這是個以美國耶魯大學爲背景，
描述了大腦各自疲勞的人們，
終於學會「最高休息法」的「腦科學×正念」故事。

【登場人物】

小夏（我／小川夏帆）——主角。耶魯大學的研究員。
尤達大師（拉爾夫．格羅夫）——耶魯大學的教授。
伯父（小川吉郎）——小夏的伯父。〈此時此刻貝果店〉的老闆。
卡洛斯——〈此時此刻貝果店〉的員工。負責廚房工作。
克里斯——〈此時此刻貝果店〉的員工。負責廚房工作。
戴安娜——〈此時此刻貝果店〉的員工。負責外場。
友美——〈此時此刻貝果店〉的員工。負責外場。
布拉德——〈此時此刻貝果店〉的員工。耶魯大學的研究員。

Prologue

紐哈芬的隱士

我再度踩在美國耶魯大學精神醫學系的土地上。順著通往地下室的狹窄樓梯往下走，研究室的門是開著的，穿過入口，我與研究室中的人目光相遇。

「喔，小夏！」

拉爾夫．格羅夫教授是這個研究室的主人。自20世紀後半起，便不斷發表許多創新大腦科學研究的這位老先生，總是叫我「小夏」。

我本名小川夏帆，對美國人來說，似乎不容易記住也不好發音。

「SUPER！沒想到還能再見到妳。」

「SUPER」是他的口頭禪，就是「好極了」的意思。

矮小的體型，皺巴巴的白袍，亂糟糟地朝四面八方隨性發展的白髮，廉價涼鞋加上起了一堆毛球的襪子……一如既往，依舊呈現出很難算得上是整潔的外型。

有個容易辨別的辦法，可以讓不認識他的人百分百徹底了解他的外觀，他看起來就和電影「星際大戰」裡的尤達大師一模一樣。實際看過他本人的人，對於這極高的相似度都難掩驚訝。

「呵呵呵，好久不見了。研究做得還順利嗎？」

尤達大師（我在心裡都是這麼叫他）滿布皺紋的臉就像被擰乾的海綿一樣，他發出了大到令人覺得刺耳的笑聲，看來能再見到我似乎讓他相當高興。

而我，則是從走進這個房間開始，就一直不知該擺出什麼樣的表情才好。

「老……老師……那時……真是不好意思！」

我突然低下頭鞠躬道歉，心中湧起了強烈的自我嫌惡感。

「好了好了，坐下吧。先來喝杯茶？」

尤達大師彷彿完全不在意我說的話似的，自顧自地在陶製茶杯中倒入綠茶。

我乖乖聽他的話往椅子上一坐，頓時旁邊堆積如山的科學期刊垮了下來，散落一地。看來，這間研究室也和他的外型一樣亂得很一致。

「呵呵呵！」

一邊笑著一邊搔著頭髮蓬亂的腦袋，露出了在白袍腋下部分的棕色汙漬。到底是有多久沒洗了？

但不幸的是，這也是我所熟悉的景象。

「小夏，你看起來很累吔。長得這麼漂亮，這樣太可惜了。不過現代人，大概沒有哪個不累的吧，呵呵。」

尤達大師說得沒錯，我現在正面臨好幾個難題。

但其中日益惡化的最嚴重問題，就是「疲勞」。

在爲了解決問題而精疲力竭、疲累不堪的時候，不知爲何，我的雙腳選擇走向這裡——眼前這個詭異的老先生所在的地下研究室。

我從沒想過我會再次回到這裡。

啜飲一口尤達大師為我泡的熱茶，至此為止，一直刻意忽略的疲累，從心底一口氣湧出。

「老師，其實我……」

這就是我如何學會最高休息法的故事。

Lecture 0

尖端腦科學所關注的「大腦休息法」

以最先進的大腦科學來保養心靈

我的名字叫小川夏帆，立志研究大腦科學，今年29歲。在日本的研究所完成博士課程後，我取得了美國耶魯大學的研究職位，也就是所謂的博士後研究員。

不是我自誇，在日本的我眞的是前途無量，擊敗衆多對手，成功在好幾個國外的頂尖學術期刊上發表論文。別人花5小時就覺得滿意的成果，我卻花了10小時徹底深入研究。

再加上有個曾立志成爲寶塚歌劇團團員的媽媽，所以很幸運地長得也不算差，追求我的男性並不在少數。

當時，自認爲才能與努力兩者兼備的我，意氣風發地跨海至耶魯，打算快速通過成爲一流學者之前的助跑階段。

哈佛、普林斯頓、哥倫比亞、賓州大學、康乃爾、達特茅斯學院、布朗及耶魯這八所美國最負盛名的私立大學，被稱做常春藤聯盟（Ivy League）。若再加上麻省理工學院和史丹佛大學，被稱之爲美國十大難關名校。

然而，儘管是在萬中選一、只有菁英中的菁英聚集的這些最高學府當中，耶魯大學依舊以出了好幾任美國總統而名聞遐邇。

想運用最先進的大腦科學，來解決人們心中的煩惱——以此爲志向的我，所選的是耶魯大學醫學院的精神醫學系。

耶魯的精神醫學系每年都於「US NEWS & World Report*」雜誌獲得世界排名前五的極高評價注01，這裡有全世界最先進的精神照護。

耶魯大學位於美國東北部康乃狄克州的紐哈芬市，來到這個小鎮的我，對於即將展開的研究生活感到興奮不已。這間創立於一七〇一年歷史悠久的大學，由座落在城市中心的一系列磚造建築所構成。

在設有精神醫學系的建築物中，散佈著許多世界知名學者的研究

＊注解：《美國新聞與世界報導》是一本與《時代》和《新聞周刊》齊名的新聞雜誌，以每年對美國大學的調查報告及排名而廣為人知。

室。像是基因研究室、臨床實驗研究室、尖端腦科學研究室、流行病學研究室、醫學成像研究室……等等，我越想越亢奮。

就在我聽說自己被分配到拉爾夫．格羅夫教授的研究室時，亢奮情緒甚至到達頂點。凡是志在研究最先進大腦科學的研究人員，應該沒有人不知道格羅夫這號人物，他所留下的豐功偉業可謂多不勝數。

然而，這樣的期待在一小時之後就轉變成了失望，不只是因為那尤達大師般的外觀所帶來的形象落差。

「格羅夫教授和以前不一樣了。」

「偏偏就是那個研究室……眞可憐。」

幾乎所有同事都這麼說。

不知發生了什麼事，從某個時間點開始，他的學者聲望似乎一落千丈，自從研究室被移到不見天日的地下室後，便再也不受任何人眷顧。

而對我來說，最令人震撼的消息，是格羅夫教授不再像以往那樣繼續研究最先進的大腦科學了。

「創建大腦的時代」來了

「哇，你是在京都土生土長的啊？SUPER！京都我去過好幾次，那眞是個好地方。來來來，喝杯茶吧！」

部分受惠於他是個哈日族，面對我這久違的新人，尤達大師的熱烈歡迎程度可說是非比尋常。要不是極度的邋遢髒亂，不然，我並不否認他是個很有魅力的人。

但是，我實在無法忍受將自己寶貴的研究生涯浪費在這個怪咖底下，因此，被分配過去不到兩星期，我就跑去找醫學院的院長談判，堅持「立刻更換研究室」。成功說服被嚇得表情半呆滯的院長之後，我被分配到了尖端腦科學研究室。

狠心拋棄落魄尤達大師所換得的，正是我所夢寐以求的研究環境。

同事們都在進行講起來就令人起雞皮疙瘩的最先進研究，在精神照護方面的大腦科學也已有了驚人進展。

例如，大家都知道憂鬱及失眠等症狀起因於腦部問題，而現在醫學已開始直接針對腦這個器官進行治療。

利用「磁力」來改變大腦局部活動的所謂ｒＴＭＳ（Repetitive Transcranial Magnetic Stimulation，重複性穿顱磁刺激）療法，便是其中之一。以此方法提高左背外側前額葉皮質部位的活動，便可治療憂鬱症。

亦即在這個時代，我們已不再只能給予病患甩不掉副作用的藥物了。現在可用ｆＭＲＩ（Functional Magnetic Resonance Imaging，功能性磁振造影）或ＱＥＥＧ（Quantitative Electroencephalography，量化腦波資料）等影像檢查方式來篩選治療目標，並分別針對各個病患提供最合適的治療。甚至還有一種名爲深位穿顱磁刺激（Deep TMS）的治療法，能到達腦部深處，可望適用於強迫症及ＰＴＳＤ（PostTraumatic Stress Disorder，創傷後壓力症候群）、藥物成癮等超過十種的病症。

在美國，這類先進的研究已獲得國家層級的支持。從二〇一三年開始的ＢＲＡＩＮ計畫（The Brain Research through Advancing Innovative Neurotechnologies，先進創新神經技術腦部研究）便是個由白宮所主導、試圖徹底摸清大腦底細的專案。

而作用於腦內物質及受體之治療藥物的開發，也有著令人驚艷的進步。如氯胺酮（Ketamine，俗稱Ｋ他命）、東莨菪鹼（Scopolamine）、一氧化二氮（Nitrous oxide，俗稱笑氣）等，都是有望成爲加速憂鬱症治療的候選藥品。這些藥品原本並不是爲了治療憂鬱症而開發，而是在解開抗憂鬱劑的腦科學作用原理時所新發現的。運用名爲磁共振波譜分析（ＭＲＳ，Magnetic Resonance Spectroscopy）的成像技術，還可測量ＧＡＢＡ＊及麩胺酸等腦內物質。

此外，這些與人工智慧（ＡＩ）領域的研究也有很大一部分的重疊。Google旗下一家名叫DeepMind的公司曾發佈新聞，聲稱他們已開發了

＊注解：GABA，存在於大腦皮質中主要的神經傳導物質之一，為胺基酸的一種，能抑制腦部神經活動，帶來放鬆及冷靜的效果。

會玩太空侵略者（Space Invaders）遊戲的AI，現在更繼續開發以外接電腦來補足人類記憶的技術。隨著高齡化而持續增加的老年痴呆症等，或許在未來也能以科技來解決呢。

創建大腦的時代即將到來。

我所換到的尖端腦科學研究室，就是搶先接觸未來最先進的知識寶庫。

一直處於充電狀態的能量好似潰堤般地被解放出來，不分晝夜，我日復一日地待在研究室裡做研究。

注意力渙散、憤怒、沒精神……
關於「腦部疲勞」的二三事

「所以，你爲什麼要回到我這個老番癲的研究室呢？」

彷彿看穿了我的痛苦回憶般，尤達大師如此問道。

「因爲……」

簡言之，就是「我輸了！」

在來自世界各地的一流年輕研究人員之中，我終究沒能做出成果。頂尖腦科學研究室，是個會讓人精神衰弱的高度競爭環境。

某天，當我知道自己辛辛苦苦好不容易才提出的研究經費申請竟然沒通過時，難以置信的心情，讓我在研究室裡恐慌症發作。流淚、啜泣、持續地過度換氣，終於忍不住逃離了現場。

自那時起，緊繃情緒斷線後的我便不再出現於研究室，一直躲在住處，食不下嚥，形同廢人。

——**就這樣回日本會不會比較好……**。

這想法出現了無數次，但我有絕不能回去的理由。

父親那一副「看吧！我早就知道了」的表情閃過我腦海。衝著這點，我就絕對不回去。

出於不能再這樣下去的焦急心情，只能使出最後手段。我決定借用同樣住在康乃狄克州的伯父的力量，聽說他在位於紐哈芬市西邊的紐坎楠做生意。

——**若真的碰上麻煩了，就去找伯父商量。**

來美國前，母親曾偷偷告訴我伯父的電子郵件。

從小到現在，我跟伯父已經超過20年沒見面了，但我們畢竟是血親，而且還是可愛的姪女開口請託，他一定會接受的——如此期盼的我，便把在耶魯的研究陷入僵局、希望能幫忙伯父做生意……等等事情，盡可能毫無隱瞞地全盤托出，寫成了一封很長的電子郵件。

很幸運地，伯父立刻就回信了，信裡只簡短寫著：**我瞭解了，我的店在……。**

點開伯父信中所附的URL網址，連到的是一間叫〈此時此刻貝果店〉的貝果店網頁。

從十九世紀後半，由移民美國的東歐猶太人傳入以來，貝果就在紐約及其周圍新英格蘭地區，成了一種相當普及且受歡迎的食物。

看著那似乎已有很多年沒更新過的老掉牙網站設計，儘管心中懷抱著不詳的預感，但我還是決定到伯父的店裡一探究竟。

＊＊＊

紐坎楠的中心散發著新英格蘭特有的歷史氛圍，而伯父的〈此時此刻貝果店〉，就位在距離紅磚建築並列的街道稍遠的一角。光是看到其破舊的外觀，心裡隱約就有底，走入店內的瞬間，預感果然成真。

——我的媽呀，這間店看起來像快要倒了……。

再怎麼埋首研究、不問世事如我，也能立刻看得出來。店裡除了幾個店員外，一個客人也沒有，也沒看到任何像是伯父的身影。

無可奈何之下，我點了貝果三明治和一杯咖啡，沒想到店員的態度十分冷淡，桌子和地板更是髒到不可思議。等了老半天才端出來的貝果，更是讓人連一句「好吃」的客套話都吐不出來，更不用說咖啡根本就冷掉了。

用一句話來形容，那就是「糟透了」。

「看，很慘吧。情況就是這樣，所以你幫不上什麼忙的。」

突如其來的日語令我大吃一驚，轉頭一看，站在那頭的是一位中年日本男性，有點像父親的外表讓我立刻明白，他就是小川吉郎——父親的哥哥，我的伯父。

雖然幾乎不太記得了，但我記憶中的伯父是個感覺更親切的人。畢竟隔了二十年以上沒見面，先來一句「你長大了呢！」之類的話，不是比較好嗎？

「身爲經營者的我都這麼說了，所以不用懷疑，這家店已經不行了，幾乎沒有任何收益，根本沒辦法付你薪水。你母親夏美也有寄電子郵件給我。夏帆，回日本去吧！他的身體狀況也很不好，不是嗎？」

「他」，指的是我父親。

過去，我和父親的關係一直很糟。父親是京都一間禪寺的住持，我從小就被要求打坐，被迫進行嚴格修行，在進入青春期時，叛逆的情緒徹底爆發。

『打坐、修行……那種不科學的東西是不可能拯救人的心靈的！』對父親的反抗，更促使我進一步追求以科學療癒人心之道，也就是「大腦科學」。

就在我決定前往耶魯後，發現父親得了癌症。即使進了醫院展開抗癌生活，父親仍持續反對我的赴美計畫。

『別去了，你辦不到的啦！』父親這麼說道。

『爲什麼你就是不懂！』

多年來對父親的不滿終於爆發，於是我不告而別地瞞著父親來到了美國。

現在想起父親依舊感到憤怒不已，而且非常地不甘心。因此，除非以研究人員的身分提出了壓倒性的研究成果，否則，我絕不回日本。

絕不回去！我已下定決心。

堅持要求伯父讓我能在店裡工作，也不知是哪兒來的自信，我竟然向伯父宣告。

「我會讓這間店重新站起來！」

伯父和我同樣是個性頑固的人，但似乎也沒料到我能夠持續糾纏他超過一小時，雖然擺出快被我煩死的樣子，但終究還是屈服了。

「這間店……已經不行了，但隨便你啦！」

〈此時此刻貝果店〉的員工包含伯父在內共有六人，每個人都有各自的問題。容易得意忘形且缺乏專注力；過度敏感，稍微被念個一兩句就很反抗；傲慢且具責他傾向；被動又缺乏獨立性。全體一致地缺乏野心，是相當負面而懶散的一群，更別說叫不動了。

「這是我的姪女小夏，她在耶魯大學研究大腦科學。從今天起，我請她來店裡幫忙。」

伯父很隨便的介紹之後，隔天，我便開始忙碌地在店內穿梭，毫不客氣地對員工們提出各項指正。我也會主動招呼客人，就像個服務生般努力以身作則。回家後還犧牲睡眠時間研讀經營管理之道，想要立即加以實踐。

但不論我多麼熱心投入，員工依舊不爲所動，只有厭倦的表情更勝以往，甚至還變得更懶散。

而我自己也累積了大量的疲憊與焦慮，終於在過了一週後的某天，我當著客人的面飆罵了其中一名員工。

隔天，全體員工便罷工抗議，據說他們對伯父表示：「除非你解雇那個女人，否則，我們是不會工作的。」

「就是這麼一回事。夏帆，很抱歉，但我也無能爲力，你還是別做了吧！這是一個星期的薪水。」

留下這些話之後，伯父便轉身離開。看來就到此爲止了。我當場癱坐在地上，筋疲力竭。來到美國好幾個月，幾乎沒有休息過，喔不，就連在日本的時候也不記得是否有好好休息。

我的腦袋總是不斷有新的想法浮現，所以，即使很想要休息也休息不了吧。

世界頂尖企業所引進的「最高休息法」

「所以，回過神來才發現自己走到了我的研究室，是吧？」

尤達大師用他那滿是皺紋的笑臉望著我，雖然覺得很丟臉，但事實就是如此。我能夠投靠的，就只剩下耶魯的這個研究室了。

認眞想想，自從來到美國，有張開雙臂歡迎我的，就只有尤達大師一人而已。

「那麼，小夏啊，你覺得我這老頭能幫上什麼忙呢？就像你看到的，我不過是個在紐哈芬的一個小角落，沉迷於所謂正念之謎等古怪玩意兒的老番癲呢。」

其實，那正是我出現在這兒的理由。我知道離開了最先進大腦科學研究的尤達大師，實際上，正埋首於「正念」的研究，我依稀記得曾看過他在研究室裡進行冥想的樣子。

也正是這個原因，讓當時的我無法再繼續忍耐下去。那樣的冥想令我想起自己父親打坐的樣子，而我就是爲了逃離那不科學的佛教世界，轉而以大腦科學爲目標才來到了耶魯。爲什麼人都到了這裡，還得被那討人厭的「修行」給纏住呢？當時的我，確實是這麼想的。

然而事到如今，方法用盡，已經顧不了這麼多。更何況，正念在美國正掀起一陣熱潮，醫院、學校，以及許多企業都積極引進的消息不斷，不論再怎麼沒興趣也還是會傳進耳裡。

Google、蘋果、思科、Facebook等，具代表性的世界頂尖企業一個接著一個地引進正念，而許多一流的創業家、經營者們也都是知名的正念實踐者，像是史提夫・賈伯斯一直致力於冥想，便是衆所皆知的事。

還有Salesforce.com的馬克・貝尼奧夫、LinkedIn的傑夫・韋納、Whole Foods的約翰・麥基、Twitter等的創始人埃文・威廉斯、醫療保險業巨頭安泰的CEO馬克・貝托里尼等，多不勝數。

整個公司全面引進正念的安泰，成功將員工的壓力降至三分之一，有效提升了工作效率。就算不見得都是直接原因，但據說引進後，員工的醫療費用大幅降低，而且每人每年的生產力提高了約3千美元[02]。

「我想說，正念或許能對〈此時此刻貝果店〉那些缺乏野心與鬥志的員工們及伯父多少產生一點效果……或……或者，應該還是沒用？」

尤達大師搔著他那顆亂髮叢生的腦袋，低頭不語。

果然還是我想得太美好了？畢竟是我自私任性地拋棄了這個研究室在先，現在遇到困難又跑回來要人家幫忙，若我是尤達大師，絕不願意對這種人伸出援手。

「或許……行得通喔！」

尤達大師喃喃地說。

「〈此時此刻貝果店〉一定可以改善的。」

聽見這句話的我不由自主地往大師的方向走去，他的眼神散發出燦爛光輝，令人難以想像這就是原本那個外表邋遢的老人。

「甚至應該說，正因爲是那麼疲憊無力的職場，所以才更能發揮正念的效果。畢竟，正念就是最好的休息方法呢！」

「欸？那…那麼，您是願意針對重建〈此時此刻貝果店〉一事，給我建議及指導囉？」我提高聲調問道。

「嗯。但有一個條件。」

「條…條件？」

「條件很簡單，就是小夏你自己也要實行我所傳授的休息法。你知道爲什麼嗎？因爲現在的你，絕對是需要休息的。你一臉就是好幾年沒好好休息的樣子，枉費你媽把你生得這麼漂亮。我們就這樣約定好囉，可以吧？」

我點了點頭。

「ＳＵＰＥＲ！」

不變的口頭禪和那有如被擰乾的海綿般皺巴巴的微笑。

就這樣，我們的「最高休息法課程」就此展開。

Lecture 1

如何以科學的方式創建出「不會累的心」？

——在腦科學與冥想之間——

全世界都在引頸期盼的「大腦療癒技術」

「首先，我想了解一下。小夏，妳對於正念知道多少？」紐哈芬的隱士，這位尤達大師，也就是拉爾夫．格羅夫教授直視著我問道。

對於正念，我也多少懂一些。據說，正念源起於原始佛教。十九世紀維多利亞時代的英國人到訪斯里蘭卡時，接觸到這個概念，於是將它帶至西洋世界。

正念應該可說是西洋人將東方的思想及冥想，改編成適合自己使用的形式，因此，早已排除原有的宗教性質，相對來說較偏重實用性。

我一邊咕噥著解說自己所知道的有限知識，一邊滑起手機搜尋著「Mindfulness」這個字。但此時在我心裡嘀咕的是，雖然我知道不少相關的淺薄知識，但並不了解其核心。

依據Google的搜尋結果，正念（Mindfulness）的定義是——

不做任何評斷，主動地將注意力集中在當下的經驗上。

光看這定義到底能了解什麼啊？這麼不科學的東西怎麼會在美國流行起來，我眞的是搞不懂！

果然我對打坐還是有點過敏。對於無法以資料或邏輯說明的模糊領域，或是於該領域尋求救贖的想法，我就是會產生強烈的反感。

「嗯，沒關係，這樣就夠了。」

尤達大師平靜地繼續開口分析。

「定義有好幾種，都大同小異啦，沒有哪一種定義能稱得上是最好的。如果要我用一句話來解釋，我會說它就是一種『休息的方法』。正念，其實就是讓大腦與心靈休息的一項技術。

用這種方式來思考的話，就不難理解爲何它會在美國爆發般地流行了起來。美國人從小就被賦予了必須成功的使命，只要活著就得不停地鞭策自己。雖說是個自由之邦，但正因爲自由，更被要求要持續做某件事。也就是說，美國文化便是把什麼都不做、發呆視爲一種罪過，人們必須持續與成功或達成目標的壓力奮戰。競爭是必然的，爲了成功，你就非贏不可。

但，如此的拼命也差不多快到了極限。美國人很清楚如何能快速完成工作，怎樣有效率地賺錢，卻從沒想過該如何讓自己停下來。就像是一台有油門，但沒煞車的車子。

就在這時候，很久以前從東方引進的正念，便被人們重新挖掘出來。不懂休息方法的美國人突然意識到『對，這正是我們所尋求的！』於是便一窩蜂地投入其中，而變成現在這樣了呢。」

累的不是「身體」，而是「大腦」

尤達大師說的似乎很有道理。一旦加上「正念＝休息法」這條輔助線，便可輕易理解它引發全球流行風潮的原因。

同時也令我不得不承認，它對日本人以及現在的我來說，確實是必要的。因爲就「累了」這點來看，日本人應該不輸美國人才對。

「所以我才說，〈此時此刻貝果店〉是可以用正念來拯救的。小夏你有提到『員工們缺乏野心』，這恐怕不是來自肉體的疲勞，畢竟都沒客人進來，根本閒得不得了，不是嗎？包含你伯父在內，問題應該出在大腦太過疲勞了。身體會累是因爲忙碌地工作，但腦袋會因爲更多不同的理由而疲累，這可不是多休假就能解決的問題呢！

像這種整個組織都很疲憊無力的例子，不只在美國，世界各地應該也很多。組織是會累的，因此，知道這點的優秀高級主管們，都能很快地爲企業引進正念。他們個人或許都已功成名就了，有錢、有知識，也有社會地位，但心靈的休息可是金錢買不到的。就算坐著私人飛機去一趟豪華旅遊、花幾千美元做ＳＰＡ，也還是會覺得好像有什麼部分沒恢復。想必他們是注意到了這點。如果自己的內在沒能好好休息到，終究不能算是眞正的休息。」

冥想的「科學理論支持」正有所進展

「如何？你稍微能理解菁英們爲何要實踐這種休息法了嗎？」

一口氣說了這麼多後，尤達大師啜了一口手中的綠茶。

「嗯——，可是，這種東西眞的有效嗎？老實說，我只覺得這是太閒的有錢人用來殺時間的玩意兒。」

這還是我經過深思熟慮後採取的含蓄說法，別說是半信半疑了，我根本無法試圖讓自己去相信。

「呵呵呵，SUPER！我剛剛不是說了，正念是最好的休息方法呀。我之所以敢這麼斬釘截鐵地說，是因爲這已不再只是東方式冥想的老調重彈，它實際上已持續進化爲有科學理論支持的東西了。你可能沒在注意這方面的訊息，但很多世界一流的學術期刊可都刊載了不少與正念有關的研究論文喔！」

雖然不是眞的對此一無所知，但我的確沒有認眞讀過這類研究論文。

尤達大師又繼續開口分析。

「不是有一種最典型的心理疲勞，叫執業過勞倦怠（Burnout）嗎？那是一種持續投入於單一事物的人，因身心極度疲勞而像燃燒殆盡般失去動力，變得無法適應社會的狀態。目前已知，正念對於有這種狀況的人能發揮相當大的效果。

例如，二〇〇九年，紐約一位醫師邁克爾・克拉斯納（Michael Krasner）發表了一篇報告，該報告指出，在對七十名醫生實施正念計畫時，代表倦怠徵兆的情緒疲勞症狀改善了25％，而測量他們的正念冥想熟練度，則發現有20％的提升。由於能在他們情緒疲勞方面的改善與正念冥想的熟練度之間觀察到統計數據上的顯著相關性，故可推測很可能是正念緩解了疲勞■01。」

我對自己的不用功感到羞愧。這篇論文可是發表在美國臨床醫學領域最頂尖的學術期刊上，而且還是二〇〇九年時就已有人公布這樣的研究成果。

「呵呵呵，聽好了，正念可不只是冥想愛好者們的娛樂而已，它已逐漸成為一種最先進的腦科學及精神醫學都非常重視的科學休息法。在過去，曾經有過休息的方法被這麼認真地討論過嗎？應該沒有吧。就此意義而言，這可說是現階段最具科學理論支持且最好的休息方法喔。」

人腦無論如何就是會累——名為DMN的浪費者

「我想，立志研究大腦科學的你，可能比較偏好這種論點。正念在大腦科學療法的研究上也有相當大的進展，所謂的『東方的神秘事物』早已是過去式。讓我來介紹幾個有趣的東西給你參考吧！」

尤達大師用他搔頭的手指快速操作起平板電腦，不知他的腦袋裡到底裝了多麼大量的論文清單。他以不像平日風格的極快速度，挑出了一個又一個的檔案。

「首先，正念能爲腦部帶來正向變化這點，是肯定無誤的。就以曾於二〇一一在我們耶魯大學發表論文的賈德森·布魯爾（Judson Brewer）爲例，該研究是以具十年以上冥想經驗的人爲對象，測量他們在進行正念冥想時的腦部活動狀況。你看，就像這裡所寫的。可看出每次正念冥想時，內側前額葉皮質和後扣帶皮層的活動程度都比較低，對吧！簡單來說，就是這樣[02]。」

想必尤達大師也覺得，講得太鉅細靡遺對身爲專業的我似乎稍嫌失禮了點。

若要補充的話，就是這些部位除了掌管記憶、情感之外，同時也是負責預設模式網絡（ＤＭＮ）的部位。

所謂的ＤＭＮ，是指由內側前額葉皮質、後扣帶皮層、楔前葉，以及頂葉頂下葉等所構成的腦內迴路，會在大腦未進行有意識的活動時執行基本運作。

換言之，就是腦的怠速狀態。再說得淺白些，腦是一種靜不下來、總是動個不停的器官。

回想起來的確如此，就算再怎麼發呆，我的腦中仍會不斷浮現各種雜念，反覆地出現又消失。

沒錯，ＤＭＮ正是「在人心神不定時運作的迴路」。而且令人驚訝的是，一天之中人腦竟有一半以上的時間都花在心神不定上[03]。這或許也可說成是心靈不朝外、而是朝向內在的狀態。

實際上，在與ＤＭＮ有關的部位中，尤其是後扣帶皮層，是被認爲與自我本位的「我執」有關。

冥想能讓大腦休息的原理為何？

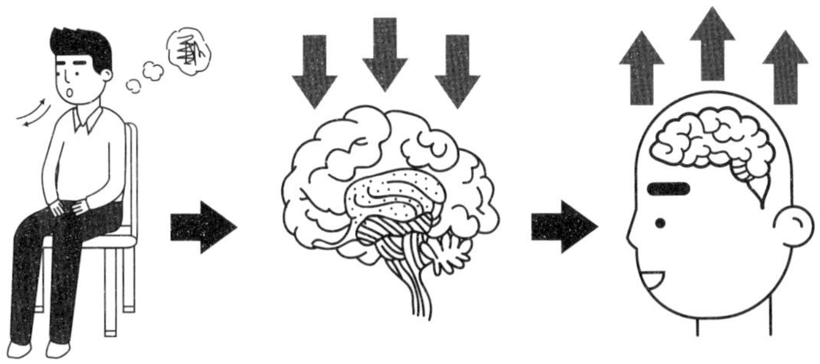

①
進行正念冥想

②
掌管DMN的大腦部位活動量降低

③
腦部的能量消耗減少，腦袋得以休息

「重點在於，據說DMN的能量消耗佔了大腦整體能量消耗的60～80％。也就是說，DMN正是腦部最大的能量浪費者，人腦疲勞的真相應該就藏在這裡。而相反地，即使進行任何有意識的活動，也只需增加5％左右的能量。這更突顯了DMN是多麼驚人的大胃王啊[04]。

如果想讓腦袋休息，看來就必須避免過度使用這個能量浪費者DMN。只要學會了正念冥想，便能夠抑制關鍵的內側前額葉皮質與後扣帶皮層的活動。

換句話說，像這樣進行冥想，便

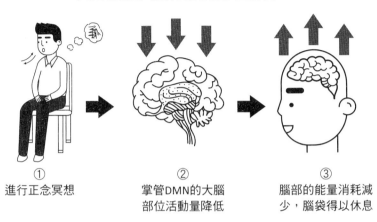

可防止雜念不斷浪費我們腦部的能量。」

大腦怠速時所浮現的雜念，正是腦部疲勞的最主要原因之一，而藉由抑制該雜念的方式來讓腦袋休息，似乎就是正念冥想的基本原理。

「原來如此，也就是說即使發呆，腦袋還是一直動個不停，所以很可能根本沒休息到的意思，是吧？」

「沒錯。TMS磁刺激治療之所以對憂鬱症等疾病有效的理由之一■05，也正是因爲這機制作用於DMN的關係。我有個學生在洛杉磯開了一間診所，他是個充滿好奇心的日本人，而他的診所在對十名左右的患者進行了TMS磁刺激治療後，據說在倦怠感的改善方面觀察到了統計數據學上的顯著差異■06。這應該也可算是支持DMN與腦部疲勞之關聯性的數據吧。

還有，有憂鬱症的人經常會反覆出現『當時要是那麼做就好了』之類的負面思考，也就是所謂的反芻思考（rumination）。這種思考也與大腦的疲勞直接相關，已被指出與DMN的過度使用有關聯性■07。」

「意思就是越想不開，越煩惱的人，就越浪費腦部能量，對吧？」

被尤達大師的氣勢所懾服，我好不容易才擠出一句話回應。

「是的，就是這樣。此外，二〇一二年史貝魯杜蒂的『整合分析』也很值得參考喔。」

尤達大師又意猶未盡地繼續談到下一篇論文。

所謂的整合分析（Meta-analysis），是藉由統整其他許多研究成果並加以分析的方式，來彌補研究方法的差異及病例數的不足，以獲得可信度高的結果。

這項研究也確認了冥想時的腦部活動變化。而活動狀況有變化的部位則包括了尾狀核（與排除多餘資訊並集中注意力有關）、內嗅區（與停止心神不定有關）、內側前額葉皮質（與自我認知及控制有關）等。

看來冥想果然可望有調節大腦與心靈的效果[08]。

不會累的大腦結構要「由自己創造」

「至此爲止，我所說的可能都還沒什麼値得驚訝的部分，畢竟『冥想能讓人平靜下來』這件事，就算不用科學證明，大多數人應該都能想像得到。但正念腦科學的有趣之處，就在於它並不僅止於此。簡單來說，正念不僅會改變一時的腦部運作狀況，它還能夠改變大腦本身的結構。」

看來即將進入核心，尤達大師露出了滿意的笑容。

「有聽過人稱正念之父的喬・卡巴金（Jon Kabat-Zinn）嗎？麻薩諸塞大學的卡巴金，就是將冥想融入傳統的認知療法，建構出獨特的正念減壓療法（MBSR，Mindfulness-Based Stress Reduction）的人。

根據他的團隊在二〇〇五年、二〇一一年所做的研究，實行爲期八週的MBSR後，大腦皮層（大腦表層最進化的部分）的厚度增加了

■[09]。換言之，就是大腦的功能提升了。此外，還有報告指出，該療法對於因老化造成的腦部萎縮也有效果■[10]。另有一項研究則發現左海馬體、後扣帶皮層及小腦的灰質密度增加，因此，可能也有強化記憶相關大腦部位的效果呢■[11]。

　而且不只是容量有變化喔，就像布魯爾所說的，正念也能讓大腦各部位的連結產生變化。因爲有經驗的冥想者，其後扣帶皮層和上前扣帶皮層或者背外側前額葉皮質的連結會增加。也就是說，藉由持續實行冥想的方式，我們便能夠控制DMN的活動。若是如此，那麼任何人都有可能創造出不會心神不定的心、不易疲勞的大腦了。」

　腦是會不斷地自己改變，亦即所謂大腦的可塑性，這早就不是什麼秘密。如果今後相關研究繼續順利進展，想必正念會成爲人類自由改變自己大腦的有效辦法。

「……一時之間，有點令人難以相信，不過若是眞的，那可是很驚人的。」

冥想可改變「八個大腦部位」的結構

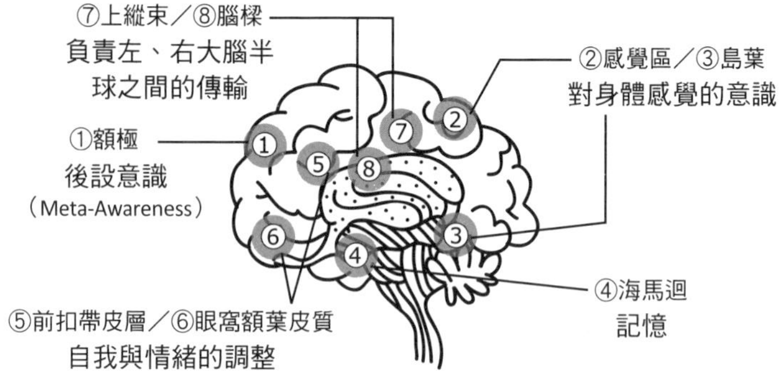

【腦的容量與密度都會產生明顯的變化】

「嗯，是啊。根據美國國家衛生研究院（NIH）的資料庫統計，與正念有關的論文數量，在過去十五年內增加了一百倍以上。但必須注意的是，初期的報告一定會受到一定程度的批判。由於爲達成有效判斷而做的研究設計及對照組的決定方式有弱點，所以導致部分研究的品質受到質疑。

不過，近期已有人開始針對十年間共二十一項的研究做整合分析，並提出了研究成果。依據該研究成果可知，正念通常會在八個區域對腦部結構造成影響，包括額極（後設意識）、感覺區與島葉（對身體感覺的意識）、海馬迴（記憶）、前扣帶皮層、眼窩額葉皮質（自我與情緒的調整）、上縱束與腦樑（負責左、右大腦半球之間的傳輸）等，在這些部位都觀察到了顯著的結構變化（容量、密度等）■12。」

提升專注力，擁有自制力

正念不僅會改變大腦的「運作狀況」，還會改變大腦的「結構」。而這就代表了它不只是消除大腦疲勞的暫時性症狀治療，更能夠進一步預防疲勞。有個研究甚至觀察到它能讓所謂的壓力荷爾蒙——皮質醇，變得不易生成。

也就是說，藉由正念，我們很可能創造出具高度抗壓性的大腦。

「布魯爾還採用了神經反饋（Neuro feedback）技術呢。自己的腦袋由自己來整理、培養的時代即將到來。」

這到底是什麼意思呢？

所謂的神經反饋，就是將腦內活動即時回饋給受測者本身的方法。亦即將因冥想而造成後扣帶皮層等活動量降低的樣子，顯示（視覺化）給受測者（冥想者）本人看。只要重複這樣的過程，受測者應該就能夠訓練自己的大腦，將之控制在理想狀態。

「呵呵呵，如何？很驚人吧？據說這也是正念可望帶來的其他效果喔[13]。」

- 提升專注力——能夠將意識持續朝向單一事物。
- 提高情緒調節力——不會對壓力等刺激產生情緒反應。
- 改變自我認知——降低我執（自我本位），增加自制力。
- 改善免疫力——對病毒感染等更具抵抗力，不易感冒。

依照尤達大師的說法，雖然研究品質尙待改進，但它是個範圍相當廣泛的研究領域這點，似乎無法否認。與尖端腦科學研究室所做的研究相比，很多其實都毫不遜色。

搞不好眞的是「最高休息法」也說不定……。

我不得不承認自己的內心開始有了某種變化。

接著，尤達大師的講課繼續如滔滔江水般，完全停不下來，就像要把至今爲止累積在這地下研究室的能量一口氣爆發出來，他將大量的研究成果和他自己的假設一股腦兒地灌注給我。

偶然抬頭一看時鐘，才發現已經是晚上十點，這堂個人課程從開始到現在已進行了將近八小時。我從中午就什麼都沒吃，再加上前一晚睡眠不足，腦袋漸漸變得遲鈍。

「呼——，今天就到此爲止吧。」

彷彿能看透我的心思般，尤達大師於此時喃喃地道出這句。

這位老先生乍看對研究以外的事物毫不在意，但周圍的變化，他其實都看在眼裡。

「雖然還不夠，但畢竟小夏的任務是要重建〈此時此刻貝果店〉，所以『學術研究』的部分應該這樣就差不多了。話說回來，你打算怎麼跟員工們道歉呢？」

「其實明天是公休日，也就是說，我其實還有一天可以想想要怎麼辦……。所以那個……包括這部分的策略會議，老師您明……明天也有空嗎？」

我放低姿態很不好意思地問。

現在雙方立場已完全逆轉。

「呵呵呵，SUPER！」

Lecture 2

「容易疲勞的人」的大腦習慣

——聚焦「當下」，別把目光移開——

練習「什麼都不做」——休息的基本姿勢

離開耶魯的研究室後，回到住處的我回想著這混亂的一天。

一早就被〈此時此刻貝果店〉全體員工以罷工抗議。認眞想想，這也難怪。突然來了一個日本女人說是老闆的姪女，就這樣大肆擾亂了原本平靜的工作環境，最後竟然還公然飆罵員工……。對他們來說，事情就是這樣。

躺在床上，我試著回想〈此時此刻貝果店〉每個員工的臉。除了伯父外，員工共有五人。

其中負責廚房工作的廚師有兩位：一位是拉丁美洲裔的美國人卡洛斯，看起來很陽光、開朗，約在二十五～三十歲之間，留個小鬍子，體型微胖；另一位叫克里斯，是混有亞洲血統的白人男性，短髮，戴個眼鏡，看起來神經兮兮的。

而外場有三個人：一位是叫友美的矮個子日本女生，大約三十幾歲，叫她做什麼她都會做，個性溫和順從，或許就是因爲順從而導致所有事情都落在她頭上，故在所有員工中，她看起來最累；還有一位是主要負責結帳的戴安娜，白人女性，四十出頭，大濃妝加上晚娘臉，而且還抽煙，被我當面臭罵的不是別人，就是她。

最後一位則是男性服務生，不過，據說他暫時休假中，所以目前人不在店裡。

——首先非跟戴安娜道歉不可……。

她被我怒罵時的表情浮現在我腦海。

——可是，該說什麼呢……？

——要是她不接受道歉，怎麼辦？

——我憑什麼覺得對方會原諒我？

——要是這樣，那我正念什麼的豈不是白學了？

——不過，總之非得先賺到錢不可……。

——我不能回日本……。

——還是先道歉較好？

——可是要怎麼道歉呢？

我躺在床上，於黑暗中閉上了雙眼，腦袋裡的思緒就這樣開始無止盡地兜圈子。

明明知道沒意義，卻怎樣也脫離不了無限迴圈，明明身心都已精疲力竭……。

＊＊＊

「訣竅就在於『背要挺直，腹部要放鬆』。」

隔天再到耶魯的格羅夫研究室報到，課程又立刻繼續進行。看來尤達大師是想一改昨天的講課形式，從今天開始走實作路線。

他一開始要我放鬆地坐在椅子上，稍微挺直背部，不要靠著椅背。

據說，這時的重點是「背要挺直，腹部要放鬆」，而雙手要放在大腿上，雙腿不交疊，腳掌平貼地面，眼睛可睜開也可閉起，若睜開就望向前方兩公尺左右的定點即可。

「嗯，這就是基本姿勢。重要的是，不要試圖想要做些什麼，而是讓自己處於當下。」

我已開始懷疑昨晚所感覺到的自身變化，就算只是一瞬間，自己差一點就要轉而相信正念的那份天真，實在是令人做嘔。

什麼都不做，就處於當下。結果還不是和修行的「只管打坐」一樣嗎？

「嗯，小夏……你還是心有雜念。」

就像以前的老爸，尤達大師一下子便看穿我在想著別的事情。伴隨著苦澀的情緒，令人不快的記憶一個接一個地甦醒過來。

找出「大腦疲勞的原因」——注意呼吸

「首先，試著將意識導向自己的身體。有感覺到腳底接觸到地板嗎？手接觸到大腿的感覺呢？應該也有感覺到屁股接觸到椅子吧？有沒有感覺到全身被地球重力吸引著呢？」

我完全搞不懂這是在幹嘛。不過，確實就像尤達大師所說的，只要將意識導向各處就感覺得到。但這不是理所當然的事嗎？才過20秒我就快忍不住了。

「接著，把注意力導向呼吸試試看，認真注意與呼吸有關的感覺。有感覺到空氣通過鼻孔嗎？隨著空氣進入胸腔，胸部有隆起的感覺嗎？還有腹部往上提的感覺呢？」

……這到底是怎樣？深呼吸這種事，有需要你特別來教我嗎！

「這和深呼吸不一樣喔。」

看出我的不耐煩，尤達大師平靜地說。

「不必試圖控制呼吸或改變呼吸，呼吸沒有好壞之分，就讓它自然地發生即可。總之，要仔細地注意呼吸。並注意到每一次呼吸之間都有短暫的停頓嗎？有注意到每一次呼吸的深度都不一樣嗎？吸氣和吐氣的氣息溫度有沒有不同？要對細節有好奇心。」

原來如此，確實每一次的呼吸都不太一樣，我從沒想過這些。突然間，我開始對平常無意識進行的動作產生了新鮮感。

但，那也只是一瞬間而已，我心中馬上又開始浮現各種想法：〈此時此刻貝果店〉員工們的表情、伯父無精打采的臉龐、尖端腦科學研究室的競爭對手們、站在冰冷木板地上穿著袈裟的父親、穿著睡衣躺在醫院病床上的父親……。

我混亂的心思果然還是逃不過尤達大師的眼睛。

「腦袋會浮現其他想法是很正常的，只要有注意到就行了。接著，再把注意力放回到呼吸上。輕輕地，慢慢地。呼吸是意識的錨。當波浪因風而起，只要有錨，船就不會漂走。不管有什麼雜念試圖吹亂你的心，只要記得呼吸就沒問題了。」

我只聽得到自己的呼吸聲，其他的一切都被寂靜所包圍。不過，我已到達忍耐的極限。

「老師，這麼做是爲了什麼？至少請告訴我該做幾分鐘。我已經知道做法了，我們繼續下一步吧！」

「呵呵……還不到1分鐘耶，小夏。我沒想到這麼嚴重……唉呀唉呀，看來這路途會很險峻呢。」

說這話時，尤達大師的表情不知爲何看起來非常開心。

腦部的疲勞來自「過去與未來」——心靈的伸展

「還記得昨天我們確認過的正念定義嗎？就是『不做任何評斷，**主動地將注意力集中在當下的經驗上**』。」尤達大師說道。

「注意呼吸，就是為了將注意力集中在當下。這叫做正念呼吸法（▼26頁）。嗯，不過名稱是什麼一點也不重要。」

「為什麼『當下』這麼重要呢？為了彌補這次的失敗，我明天必須去〈此時此刻貝果店〉向大家道歉，趕快讓這家店重新站起來。等到營業狀況比較穩定後，也打算認真地再重新開始做研究……。」

「呵呵……」

尤達大師發出一如往常的尖銳笑聲後，伸出食指。

「沒錯，就是這個。大腦的所有疲勞及壓力，都來自過去與未來。惦記著已結束的事情、煩惱著之後即將發生的，總之，就是心不在焉。這種狀態若是長期持續下去，心就會越來越疲累。

還記得我說過，常見於憂鬱症病人的那種老是想著過去的狀態（反芻思考），與預設模式網絡（DMN）的過度運作有關嗎（▼78頁）？

正所謂歇斯底里的（hysterical）就是來自歷史的（historical），而心思的混亂始於過去的束縛。

將心靈從過去及未來的壓力中解放出來，就是正念的目的。順便補充一下，這是在加州大學洛杉磯分校（UCLA）之正念研究中心MARC（Mindful Awareness Research Center）擔任教育總監的戴安娜．溫斯頓（Diana Winston）所提出的。」

一旦習慣沉迷於未來及過去的事物，人類就會忘了如何將意識導向當下；若是想讓腦袋充分休息，首先，就必須讓自己體悟並學會處於當下。正念呼吸法就是爲此而存在的。

「所謂正念的腦部狀態，或許可說就是近似小孩或動物的心。」

尤達大師繼續解釋。

「小孩總是積極地注意眼前的事物，對吧？這是因爲一切事物對他們來說都很新鮮。年幼的孩子在做某件事時，絕不會牽掛著別的事情。也沒有哪隻狗會一邊吃狗食，一邊後悔昨天發生的事，或是擔心明天。

所謂的正念，就是要像初次接觸般地重新理解世界，重拾能維持在當下猶如孩子或動物的純粹之心。」

雖然距離實際感受到效果還很遠，但我確實品嘗到無法以言語表達的感覺。的確，現在回想起來，我的腦袋總是在過去和未來之間來來去去。我所掛念的全都是「過去的我」和「未來可能成真的我」，而不是「當下現在的我」。

「這說起來其實就是一種心靈的伸展。關節若老是朝固定的方向彎曲，身體就會僵硬；只要朝與平常不同的方向稍微彎曲關節，便能夠創造出不易疲勞、不易受傷的身體，伸展操不就是這麼一回事。人類的腦袋也是如此。一旦放著不管，就一定會去想除了現在以外的事情。所以我們才要試著將意識朝現在的方向伸展，以此方式來建立不易疲勞的心。」

可能昨晚看到了一堆實驗數據的關係，突然間，尤達大師的話說服了我。這方式這麼簡單，看來是能夠持續實行的，或許值得一試。

要改變大腦，「習慣」最重要

不過，我還是惦記著〈此時此刻貝果店〉，總不能明天跟大家低頭道歉後，就突然叫大家「把注意力導向呼吸」吧。

眼尖地注意到我的愁容滿面，尤達大師又開口了。

「對於店裡的員工們，別突然給他們太多壓力，至少第一個星期盡可能還是低調安份點比較好。

首先，從小夏你自己開始實行，5分鐘也好，10分鐘也行，要每天持續。而且重要的是要在同一時間、同一地點進行，因爲大腦最喜愛安於習慣了。要知道正念並不是短期間的介入，當然，的確有報告指出進行五天的冥想就會有效果■01，但基本上，持續越久效果越明顯。像布魯爾所提出的DMN變化，不就是由冥想經驗十年以上的受測者所證實的。大腦再怎麼具可塑性，還是需要持續的作用才能夠產生變化。

只不過我認為，如此實實在在的持續努力所帶來的，不會只是單純的休息效果，而是會有更豐碩的果實在等著。嗯，這部分我們之後慢慢再談好了。」

果然還是沒什麼立即可行的辦法嗎？或許求助於無法立刻有效果的正念，本來就是個錯誤的決定。

「但是……」

尤達大師又一邊搔著他那一頭亂髮一邊補充。

「有件事是可以明天就做的喔。而且這方法很適合全體員工一起做，呵呵呵。」

＊＊＊

隔天，〈此時此刻貝果店〉。

前一天晚上我打電話給伯父，誠心誠意地道了歉。在電話那頭的伯父依舊一如往常地，讓人完全猜不出他在想些什麼。我已有心理準備要花相當多的時間去說服他，結果卻大大出乎我意料。

在一陣彷彿陷入沉思般的沉默之後，伯父只說了一句：「你明天到店裡來吧。」

於是隔天，我被伯父帶進〈此時此刻貝果店〉的後院，整個氣氛十分凝重，克里斯、卡洛斯、友美，還有被我臭罵的戴安娜都在那裡。

「她似乎還想和各位一起工作。」

伯父只簡單地說了這句。

我低頭向黛安娜及其他人道歉，並告訴大家，正如伯父說的，我希望還能繼續在這裡工作，而且不會勉強大家做不合理的改變，目前會先配合以往的做法。

雖然知道員工們並不是打從心底原諒我，但看來至少他們還願意讓我繼續在這家店工作。

「如果可以的話，等等我想和大家一起吃個飯……。」最後，我又開口說道。

這是爲了實踐尤達大師的教導。

大家的抗拒氣氛突然大幅升高，正當黛安娜皺起眉頭要說些什麼時，伯父竟然一反常態地開了口。

「好啊，不過就是吃個飯。店裡請客吧！」

伯父意外地幫了我一把。包括我在內，所有員工對伯父這突如其來的一句話都掩不住驚訝。

就在我開心到說不出話來時，後院的門喀嚓一聲地開了。

「……！」

進來的男子有點眼熟。他是耶魯尖端腦科學研究室的研究員，也就是我的同事，布拉德。原來到上週爲止都在休假的那位兼職員工，就是他。

我那原本開心到想飛起來的心一口氣重摔在地上。

彷彿是想化解尷尬的氣氛，他露出一臉挖苦的笑容。

「喔，好久不見……是吧？小夏。」

我的心被拉回到耶魯的日子。

在那競爭激烈的研究室裡，布拉德被視為是將來最有希望的菁英。然而，他以古怪難搞的性格聞名。說得更直白一點，他就是個喜歡抨擊他人，讓別人當衆出糗的傢伙。

而近期成為目標的那個「別人」正是我，小川夏帆。

布拉德對人的明嘲暗諷總是一針見血。其壓倒性的才智與無可匹敵的具體成績所支撐的精準言論，深深地刺傷了難望其項背而拼命努力的我。他的話語總不知不覺地將我的心磨耗、毀壞殆盡。

布拉德彷彿沒注意到我的些微慌張。

「我也能以〈此時此刻貝果店〉員工的身分參加嗎？那個什麼吃飯的事。」

他接著清冷地說。

我花了好一番功夫才把自己碎得一地的玻璃心給撿齊。

呼吸是意識的錨——腦海裡響起尤達大師的話。

將注意力放在呼吸上，我才終於稍微恢復了冷靜。

能在午飯時間進行的大腦休息法——餐食冥想

在開店前，我們圍著桌子坐成一桌，每個人面前都放著夾了奶油起司的貝果三明治和飲料。

「很高興能和大家一起吃飯，請開動吧。」

大家一邊露出狐疑的表情，一邊準備開始用餐。

「啊，不過，請等一下，有件事要麻煩各位。」

我急忙喊停補充說道。

「我想請各位在吃之前，把眼前的貝果當成是第一次吃到的東西般，先好好地端詳。」

「蛤？」

大家紛紛發出訝異的聲音。

「這和我的研究也有點關係，但更重要的是，這是重建這家店所必需的。」

此話一出，每個人都立刻開始抱怨。

而聽見我說出「和研究也有點關係」的布拉德，臉上又浮現了不懷好意的詭異笑容。

——**這傢伙到底想把我逼到什麼地步才滿意？**

就在這個關鍵時刻，伯父再度及時伸出了援手。

「唉呀，各位，就配合一下嘛。反正又不會有什麼損失，最多就是丟工作而已。」

眞不知這是個怎樣的心境轉變，雖然沒人因爲伯父的黑色幽默而莞爾一笑，但大家竟都一致地閉上嘴巴，將視線移到貝果上。

卡洛斯和友美盯著貝果觀察了好一會兒，不過，黛安娜和克里斯，以及布拉德，大概都只看了看外觀就速速吃了起來。

「也請各位務必仔細注意貝果的香氣與味道，還有接觸到口腔的感覺、通過喉嚨的感覺等等。」

儘管已經沒人抱怨，但也沒有任何一個人了解我到底在幹嘛。我自己則是認眞地觀察起手邊的貝果。

——是啊，要把這當成是「第一次看到的東西」呢……

畢竟這些員工們每天都看著貝果，所以再也沒有比這更怪的用餐方式了吧。

不過，這就是尤達大師所傳授給我的：「適合多數人一起進行的方法」——餐食冥想。

絕大多數的現代人若是突然被要求「把注意力導向呼吸」，大概都會一頭霧水。但若是要他們把注意力放在吃東西的感覺上，難度就會大幅降低，因爲我們的意識在用餐時也常常會忘了當下。

尤達大師在跟我解釋的時候，用了一個旅人的故事來比喻。有位男子獨自旅行時遇到了老虎，被老虎追得無處可逃，最後不得已只好抓著藤蔓掛在懸崖上。上有老虎逼近，下方又有別的老虎在等待，眼看著老鼠已開始咬起藤蔓。旅人這時突然發現懸崖的斜坡上結了野草莓。當他不由自主地用沒抓著藤蔓的那隻手摘起野草莓放入口中，發現這草莓實在太過甜美了。

就像這樣，我們就是這麼地不留意當下。

在我眼前的，也只是個普通的貝果。在呈現淺褐色的光滑表面上，若仔細觀察，還是可看到一些凹凸不平的地方，用手拿起來，聞一聞它的氣味，這時我感覺到渴望的口中分泌出了一些唾液。

拿在手裡的感覺如何呢？嗯，我不知道。把貝果放入口中，這時手臂的肌肉如何動作？

對了，吃東西的時候，都是用手把食物放入口中。這動作再自然不過，但我們平常甚至連這點都忘了。

咬了一口貝果，咬下的那塊貝果是如何在口中移動的？貝果接觸到口腔黏膜的感覺、唾液又再增加的感覺……。

當然，也能感覺到味道，小麥、起司、洋蔥，要比平常更留意到這些味道。最後將貝果吞下，通過喉嚨時的感覺、落入胃部的感覺。

總之，要將意識導向所有的當下。

但我的心思早就開始在過去與未來遊蕩了。

——為什麼？為什麼連專注於眼前的食物都做不到？

沒想到我是如此地無法控制自己的注意力。這對我來說，真的是非常新鮮的一項發現呢。

Lecture 3

「自動駕駛」會使大腦精疲力竭

——提升專注力的方法——

雜念會悄悄潛入「自動駕駛中的心靈」

「SUPER！這樣啊。」

週末，我又去拜訪了尤達大師。

在店裡，由於我都盡可能表現得安份低調，所以不再有像以前那樣的衝突，但與員工之間的那道「牆」依舊沒有消失。一如既往，整間店還是死氣沉沉地被疲憊的氣氛所包圍，營業狀況離「良好」還差很遠。

然而，尤達大師卻說，我光是能在〈此時此刻貝果店〉工作一週就已經是一大成就了。看來他是認爲要能回得去就很難了，所以顯得非常高興。

與員工們一起進行的餐食冥想，之後也都有持續實行。話雖如此，但也不過就是大家集合在一起吃貝果而已。只是我確實有一直提醒大家要「仔細觀察貝果」、「充分意識到吃的感覺」就是了。

「餐食冥想屬於正念活動中，較基礎的類型。」

才剛說完這句，尤達大師便從堆積如山的文獻下方翻出一個詭異的小瓶子，裡頭裝著葡萄乾。

「最有名的是利用葡萄乾進行的餐食冥想。也就是練習在吃葡萄乾的同時，仔細確認其顏色及形狀、氣味、口感、味道等。而我們不過是把葡萄乾換成店裡的貝果。」

「可是，為什麼要把吃和冥想組合在一起呢？」

我丟出了從上星期開始就一直存在心中的疑問。

「問得好。SUPER！」

尤達大師邊嚼著葡萄乾邊說明。

「聽好了，注意力被過去或未來拉走的狀態若是一直持續，心就會越來越累。關於這點我已經說明過了，但還有一點是我們應該要注意的，那就是所謂的自動駕駛狀態。

小夏，在你的日常生活中，一定也有很多事都是無意識地進行的吧。像吃東西、走路、刷牙等等。其實，我們絕大部分的生活都被這些給佔據了，這就像是在自動駕駛模式下飛行的飛機一樣。那麼，最重要的飛行員，也就是小夏你本人的意識，到底遊蕩到哪兒去了呢？

是在過去及未來吧。當我們無意識地做著眼前的事情，心總是會在與當下無關的地方。正因如此，將注意力導向日常行動、回到當下，便能有效脫離自動駕駛、減低心神不定。」

多工會降低大腦的專注力

自動駕駛啊……。認真想想，現代人確實越來越習慣自動駕駛了。有如電腦般的多工處理備受讚揚，可說是個「同步作業」的時代。

每個人都不專注於眼前事物，總是做著某件事，卻又同時想著或進行著另一件事。

「被稱作世界頂尖菁英的商業人士之所以關注正念的另一理由，就在這裡。能夠有效率地處理大量工作的人，相反地，就很可能會失去某種重要的東西。」

「我知道了。就是『專注力』，對吧？」

「沒錯！」

尤達大師的臉上綻放出大大的笑容。

「習慣自動駕駛模式的人，他的專注力，也就是將注意力固定於一處的能力，會漸漸降低。而我想你也知道，這對任何事業的經營來說，絕對都是致命傷。」

尤達大師又拿出平板電腦，打開了幾個論文檔案。

「在正念提升專注力、注意力的機制方面，也有各種相關的大腦科學研究正在進行。正念和妥善分配注意力的機制（與額葉及頂葉有關）、妥善處理衝突障礙的機制（與前扣帶皮層、島葉、基底核有關）

等，都有所關聯■01。

例如，有個研究是以人事部門的員工為對象，在被要求於二十分鐘內完成行程管理等多項工作的人之中，每週實行二小時正念且持續五週的一組人，比另一組只採取單純放鬆法的人，展現出了更高的專注力。對每一項工作的專注度都提高的結果，就是能在短時間內完成多項工作。」

尤達大師越講越興奮，他的眼睛閃爍著光芒，不斷舉出一個又一個的案例。我感覺到過去人稱耶魯第一腦科學家的頭腦，正開始高速運轉。

在「專注模式」的大腦中發生了什麼事？

「也有一些人指出了所謂的心流與正念之間的關聯性。心理學家米哈里・契克森米哈（Mihaly Csikszentmihalyi）所提出的心流（Flow）理論，你知道吧？就是放鬆地徹底沉浸於目標，發揮出極致專注力的狀態。據說，一流的運動員在締造世界紀錄時，就處於專注力極高的狀態，也就是所謂的ZONE。而有報告指出，人在工作時也有放鬆和專注並存的意識狀態。

賈德森・布魯爾認爲心流也和後扣帶皮層有關係。腦的這個部分正如我們之前看過的，它負責的是大腦怠速活動的預設模式網絡（DMN），但同時也以掌管我執（自我本位）而聞名。換言之，就是『現在在做這件事的，不是別人，就是我』這樣的自我意識（Self-Awareness）。像這樣把自我擺在最前面的狀態，可說是與心流剛好相反的另一極端。

舉例來說，在二〇〇八年的北京奧運，參加田徑女子一百公尺跨欄的美國選手洛洛・瓊斯（Lolo Jones）於開跑後一直都領先，卻被倒數第二個欄架絆倒而痛失金牌。她說，當下她『想到要好好把腳伸長』。正因爲自我意識冒出頭來，於是ZONE就被解除了■02。

布魯爾認爲，後扣帶皮層的活動量降低、自我意識退居背景的狀態，就是心流的眞面目。因此，可降低後扣帶皮層活動量的正念冥想，便能夠達成專注力的提升■03。

另外，就專注力、注意力而言，也有研究結果顯示，正念對所謂的ADHD（Attention Deficit Hyperactivity Disorder，注意力不足過動症）有效。也就是說，坐不住、缺乏專注力的人，也可藉由正念來提升注意力■04。」

脫離自動駕駛的方法——貼標籤與步行冥想

可是放鬆的覺醒狀態有這麼容易達成嗎？畢竟就連一流的運動員，也不是隨時都能進入ＺＯＮＥ啊。

彷彿是想消除我的這種疑慮，尤達大師再度開口。

「今天讓我們試著以所謂的貼標籤方法，來搭配之前的正念呼吸法。這可不只是讓心靈放鬆而已，在提升專注力方面也相當有效。做法很簡單，只要配合呼吸，從1數到10就行了。數到10以後，就再回到1。就等於是替每一次的呼吸逐一貼上『1』、『2』等標籤。

但我想三分鐘後，小夏你的心大概又會蠢蠢欲動，開始遊蕩到別處去了。不過，沒關係，心離開一百次，就拉回一百次。只要記得輕輕地，慢慢地。

當你擔心著各種事情以致於工作遲遲無法有所進展時，這種貼標籤的方法再合適不過了。只要反覆實行，就比較容易進入放鬆的覺醒狀態。」

「最後還有一個。」

尤達大師從正前方直視著我說道。

「讓我把『步行冥想』也解說一下。這難度稍高一些，所以與其用在〈此時此刻貝果店〉的員工身上，應該更適合用於小夏你自己身上。」

是的，我本人也要實踐尤達大師所傳授的「最高休息法」這件事，是我們兩人一開始的約定。

「這也是解除『自動駕駛』的典型方法之一。只要在走路時，將注意力導向自己手腳的動作，還有與地面接觸的感覺就行了。要走多快、多慢都隨你，不過，一開始要慢慢地。

走路這件事看似單純，但其實腳的肌肉及關節可是會產生相當複雜的連鎖反應，你要試著一一仔細地意識到這些。若能搭配貼標籤的方法就更好了，例如，『左』、『右』或『提起』、『放下』等，試著爲自己的動作貼標籤，就能更專注於當下。」

我們走上狹窄的階梯，離開地下研究室到外頭，此時正值太陽西落的黃昏時刻，是耶魯校園最美麗的一個時間帶。

我照著尤達大師的說法開始嘗試步行冥想。一旦試過之後就會知道，感覺上，與其說是冥想，實際上更接近遊戲。除了做起來非常簡單之外，那種彷彿在操縱自己身體的感覺也挺新鮮的。

繞了校園一圈後，立刻聽見身旁傳來尤達大師的聲音。

「如何？很好玩吧？」

不知不覺地沉浸於步行冥想，我竟然忘了尤達大師就站在那兒。

聽尤達大師說，將注意力導向自己的身體動作，以便意識到當下的方法，好像叫做「動態冥想」（▼28頁）。而步行冥想便是其中一個典型的例子。據說，採納了正念的Google員工訓練課程SIY（Search Inside Yourself）也有實行這些做法。

「動態冥想可應用於日常生活中的各種動作，像是穿衣服的時候、刷牙的時候、開車的時候等等。其實就是要意識到日常生活中的『自動駕駛』。要選哪個動作都行，但最好每天固定做。例如，早上一邊採取貼標籤的方法一邊刷牙，就挺不賴的。還有，事先決定一個時機，像外出時從走出玄關開始之類的，就比較不容易忘記，也比較容易養成習慣。另外再補充一下，我最推薦的動態冥想是這個……。」

咧嘴笑起來的尤達大師操作起手邊的平板電腦，從內建喇叭傳出了相當懷舊的鋼琴前奏。

——將手臂從正面往上抬起，從背部伸展運動開始……。

在日暮時分的紐哈芬，竟然會聽到「廣播體操」，眞是怎麼也想不到的事。

看著尤達大師一臉正經，以完美的姿勢做著廣播體操。眞不愧是哈日族啊！

注意到來自周圍學生的狐疑眼光，我便裝作不認識尤達大師，悄悄地離開了。

＊＊＊

新的一週開始的第一天，在固定的餐食冥想結束後，我把〈此時此刻貝果店〉的所有員工集合起來。

「各位可能有注意到，我在後院的一角設置了一個小空間，那是冥想用的空間。可以的話，從明天起，在開始工作之前，讓我們一起花點時間整理心思好嗎？我會教各位冥想的做法。」

沒人有任何意見，但每個人都一副不想被捲進這詭異活動的樣子，刻意閃躲我的視線。布拉德甚至擺出一臉嘲笑的表情看著我，他大概是覺得不被尖端腦科學研究室接納的我，不知沉迷在什麼怪異的方法論裡了。

隔天，一如預期，出現在冥想空間的只有我一人。

我拉了張椅子坐下，以搭配貼標籤的方式開始實行呼吸法。由於一直想著搞不好有誰會來加入，所以意識很快就跑掉，無法持續聚焦於呼吸。

結果就這樣過了三天，誰也沒來參加。

每到早上上班時間，員工們都會走進後院，但他們全都假裝沒注意到我在冥想，彼此聊著天。

——**到底要怎樣才能……**

我的心別說是休息了，根本就沉浸在悲傷中。

專注於當下能讓腦袋休息——尤達大師的確是這麼說的。

但眞是如此嗎？或許也因爲把想說的話都憋著不講，一直默默工作，所以在我心中，壓力確實在持續累積著。

Lecture4

淨化腦部的
「睡眠」×「冥想」

——溫柔的慈悲心——

日本人早就知道「最高休息法」了！

「喔，這可真是好消息。SUPER！」

聽到我說有人來參加冥想，尤達大師掩不住喜悅。但我只是稍微點了點頭。

開工前的冥想活動進行到第四天，第一個來到冥想空間的，是卡洛斯，負責廚房工作的那兩個男生中的其中一個。

「小夏，我來陪你好了，我覺得好像還滿有趣的。」

他總愛東看看西瞧瞧，似乎好奇心很強，我想應該真的是基於興趣才來參加的。

在〈此時此刻貝果店〉那陰鬱沉悶的氛圍中，卡洛斯可說是最能讓人感受到活力的角色。說得好聽叫開心果，說得難聽點就是吊兒啷噹。就算這後院氣氛凝重到都快成了守靈現場，幸好有他主動跟其他員工聊天說笑，著實讓沉悶的氣氛緩和不少。雖然他看起來總是一副漫不經心的樣子，但也有著能敏感地察覺他人情緒的一面，所以有可能只是覺得我太孤單而特地來關心一下罷了。

但，他的專注力可說是比我糟多了。才開始進行呼吸法不到1分鐘，他就不耐煩了。一下子說什麼「好睏喔」、「我餓了」，要不就是「我跟你說一件好笑的事……」之類，試圖跟我閒聊。

一旦我擺出厭煩的表情，不一會兒他又會說：「啊，對喔！我們在冥想，我忘了……那個，你說是要怎麼呼吸啊？」然後毫無顧忌地放聲大笑。我再度充分理解到爲何有人會說在〈此時此刻貝果店〉裡發生的疏失，原因幾乎都出在這個卡洛斯身上。

之後的幾天，卡洛斯只要心情好就會來冥想空間，就算他不太認眞，我還是很高興他願意來參加。

又過了幾天，令人驚訝的是，友美也來了，據說她從很久以前就開始維持著做瑜珈這項興趣。

「怎麼說呢…身爲東方人，好像就是會對這樣的世界感到很有親切感吧。」

爲了在其他員工面前維持規矩，我都盡量和她講英文，但這時友美卻罕見地用日語跟我說話。看來她是早就想參加了，只是因爲個性低調消極，所以一直開不了口。

我一時說不出話來，便只回應：「嗯……是啊。」

——其實瑜珈和打坐我都超討厭啊！

自己打從心底不相信而且很抗拒「東方的東西」這件事，儘管都張了口卻還是吐不出來。

＊＊＊

「是，正念確實是源起於東方」聽完我報告的尤達大師輕輕點頭。

「這樣說來，你們日本人可算是正念的嫡系呢，像森田療法和內觀療法等。就基本觀念而言，都和這相當接近。」

森田療法與內觀療法，都是來自日本的身心疾病治療法。

於一九一九年由森田正馬所創建的森田療法，是藉由讓人沉浸於固定作業的方式，來製造不被思想束縛「忠於當下」的狀態。

而一九六〇年代所引進的內觀療法，則創始自吉本伊信，這種療法所採取的也是客觀檢視自身內在的方式。雖然缺乏證據的「落伍治療法」這樣負面印象相當強烈，但它們確實和正念有許多共通點。

可是這樣一來，不就表示正念的科學根據真的很薄弱嗎？我突然憂慮了起來。

「老師，別說這些了……接下來該怎麼辦呢？差不多該教我一些可能立即有效的招數了吧！」

「嗯，『可能有效的』啊……。話說回來，小夏，」

尤達大師又打算岔開話題，他搔著頭髮蓬亂的腦袋。

「你晚上睡得好嗎？」

藥物無法治癒「腦部的疲勞」

就算沒有像尤達大師那麼敏銳的觀察力，要看出我的睡眠有問題應該也不是那麼難。每天早上一照鏡子，就會看見眼睛下方清晰的黑眼圈，整張臉彷彿像熊貓般，糟透了。

除了白天在〈此時此刻貝果店〉工作外，我每天晚上都研讀經營管理之道直至深夜。另外，考慮到有一天可能會再回去做研究，早上還會早起看看有哪些最新的研究論文發表。

由於腦袋總是處於全速運作的狀態，所以上了床也很難睡得著，往往回過神來才發現自己一直到三更半夜都還醒著，有時甚至還想著店裡的事。

反而待在〈此時此刻貝果店〉的冥想空間時，幾乎可說是我唯一的休息時間。

「雖然很努力地想睡著，但腦袋就是不肯休息……。對了，老師，你可以開點安眠藥給我嗎？」

我知道尤達大師也和其他的精神醫學研究人員一樣，同時有在做精神科醫師的工作，我以前曾看過有患者到他的研究室來。

在美國的大學裡，於研究室替病人看診的研究人員並不在少數，我想尤達大師應該也能開出合適的處方藥才對。

「唉呀呀，這點我必須跟小夏你講清楚才行。聽好了，目前在日本，似乎還是很輕易地就會開出抗憂鬱劑或安眠藥等處方。以前美國也是如此，不過，在現在的精神醫療領域，藥物的使用已經逐漸減少。除了副作用及依賴性的問題之外，也是因爲患者們開始期望能採取更自然的治療方法。

例如，在日本開給憂鬱症患者的贊安諾（Alprazolam）等處方藥，在美國是不用的。因爲在美國，該藥物被認爲對憂鬱症無效，而且依賴性又很高。若要開處方藥一般會開ＳＳＲＩ，而諮商及磁刺激治療，再加上正念等整合性治療，才是現在的主流。聽之前提到的那個充滿好奇心的日本人學生說，他對失眠患者實施TMS磁刺激治療後，幾乎每個都獲得了明顯的改善■01。不管怎樣，一面倒向藥物的精神醫療已經是過去式了。

就算是安眠藥，現在也都使用不具依賴性、符合睡眠機制的種類。像是作用於褪黑激素受體的柔速瑞（Ramelteon），還有作用於食慾素受體的Suvorexant等。比起酣樂欣（Halcion）和戀多眠（Lendormin）等傳統的安眠藥，這些都沒有藥物成癮的危險，害處比較少。」

在美國，避免採取藥物治療的做法日益普及這件事，我當然也略知一二，只是沒想到連安眠藥也成了這種想法的適用對象。

看來正念之所以在美國逐漸被大家接納，與越來越多人對藥物有心理抗拒這項背景因素脫不了關係。

一邊睡覺一邊用「清潔劑」洗去大腦的疲勞物質

「關於睡眠，也有各式各樣的研究在進行。像哈佛大學的睡眠門診便積極引進不睏就不上床的睡眠限制療法，以及藉由延後就寢時間來逐步提升睡眠品質的睡眠時間表法等心理諮商手法。順帶一提，還有這個從研究得知的『良好睡眠守則』。」

尤達大師點開手邊平板電腦裡的一個幻燈片檔案。

- 就寢和起床的時間要固定（←讓大腦記住生理時鐘的節奏）
- 避免攝取太多咖啡因等刺激性物質（←交感神經一旦亢奮就會睡不著）
- 先將煩惱一一寫出來再上床（←煩惱會讓腦袋無法休息）

- 早上起來要曬太陽（↑較容易形成睡與醒的節奏）
- 做適度的運動（↑適當的疲勞有助於睡眠）
- 避免午睡過長（↑晚上的睡眠慾望會降低，節奏會亂掉）
- 避免在睡前進食（↑食物的消化活動會妨礙睡眠）
- 不要在床上看電視或手機（↑大腦會誤以爲這不是睡覺的地方）
- 一旦醒來就下床（↑要讓大腦記住床是睡覺的地方）
- 維持一個屬於自己的就寢儀式（↑大腦最愛習慣）
- 將寢室建立成一個可放鬆的環境（↑讓副交感神經佔上風，以促進睡眠）

「除了正念外，最好的休息就是睡眠，這點想必沒人會懷疑。睡眠就是腦部的淨化或排毒時間。研究人員們觀察睡眠中老鼠的大腦內部，結果發現名爲腦脊髓液的清潔劑會增多，這種清潔劑會洗去叫做β澱粉樣蛋白的大腦疲勞物質■02。

當然，也有一些報告指出，正念具有改善睡眠的效果。睡前或半夜醒來時，你可試著將注意力導向呼吸，這樣就能使後扣帶皮層等的活動量降低，而一旦抑制了預設模式網絡（ＤＭＮ）的活動，大腦就能夠進行更深層的休息。因爲有各種想法在腦袋裡轉個不停而睡不著的時候，其實就是腦內的ＤＭＮ處於過度活躍的狀態。

但有件事很有趣，阿茲海默症（失智症）患者的ＤＭＮ活動量反而是低下的[03]，你知道爲什麼嗎？雖然這還只是個假說，但據說可能是因爲失智症患者長年過度使用ＤＭＮ，所以導致此迴路超過了使用壽命。而實際檢查這些病人的大腦後發現，他們的ＤＭＮ累積了大量的大腦疲勞物質β澱粉樣蛋白。因此，就預防失智症這層意義來說，良好的睡眠也是必不可少的。

話說回來，你該不會忘了，我們一開始已約定好你必須要好好休息這件事吧？」

我點了點頭。是啊，我自己得要先證實這個方法的效果才行。

培養正面情緒的慈悲心三步驟

「我說小夏，半夜醒著的時候你都在想些什麼？卡洛斯和友美都來參加冥想了，就我看情況是相當順利啊。」

尤達大師或許說得沒錯，但我煩惱的是其他的員工們。一直維持著冷淡態度的克里斯、黛安娜、布拉德，還有伯父。他們到底是怎麼想的呢？我這麼努力地想改善這家店，他們為什麼一點兒也不配合？

或許他們討厭我討厭得不得了，但我也沒辦法喜歡他們啊。一想到製造出〈此時此刻貝果店〉黑暗氣氛的那四個人的臉，我心中就不斷湧起負面情緒。

我把這些想法一五一十、毫不掩飾地告訴尤達大師。

「原來如此，那我今天就來教你一種叫做慈悲心（Metta，▼36頁）的方法吧。這是一種於內在培養慈愛，也就是對人的愛與憐憫的方法。

更簡單地說，就是在自己內心培養正面情緒的技術。」

依據尤達大師的說明，慈悲心是由三個步驟所組成——

①持續做10分鐘一般的正念冥想。

②在心中想像自己要憐憫的對象，並將注意力放在因此而產生的身體感覺及情感變化。

③針對那個人，在心中默念以下的句子：

- 希望你能避開各種危險，平平安安。
- 希望你幸福，安心自在。
- 希望你健康。

——這是什麼鬼……簡直就是宗教祈福嘛！

嫌惡感立刻在我心中油然而生。正念再怎麼排除宗教性質，畢竟還是源起於宗教的啊。

什麼「最高休息法」嘛，我竟然會笨到去相信。正當我這麼想時，尤達大師開口了。

「UCLA等也都開了教人慈悲的課程。我們已經知道這種簡單的方法有助於培養愛、憐憫、溫柔、同情、寬容、喜悅、感謝等情緒。而且它在大腦科學方面的理論支持也有所進展，慈悲心的方法顯然能相當即時地降低後扣帶皮層的活動量。

大家都知道，除了商業經營之外，正面情緒在人際關係、教育、政治、外交、體育運動等各個方面也都具有加分效果。更重要的是它能夠消除嫉妒、憤怒、絕望等負面情緒，有效改善失眠與壓力。

要不要試試看，一邊想著〈此時此刻貝果店〉的員工們，一邊持續實行慈悲心，如何？」

雖然心裡半信半疑，但聽到科學方面的理論支持也有所進展，於是我決定姑且一試。

大腦既然具可塑性，那麼，一旦持續進行對腦部活動有影響的事，就算自身因此發生某些變化，也一點兒都不奇怪啊。最重要的是，我不想再被負面情緒給控制了。

明天做完正念呼吸法後，就來試試慈悲心吧。

「不過，小夏，」

尤達大師彷彿突然想起了什麼似地。

又接著說：「〈此時此刻貝果店〉的廁所乾淨嗎？尤其是員工用的廁所。」

＊＊＊

「小夏，我就直說了。你在做的那個什麼冥想的玩意兒，我覺得無聊死了。」

這天我比平常提早了一點到店裡掃廁所，而跑來跟我講話的人是克里斯。

正如尤達大師所預測的，〈此時此刻貝果店〉的員工廁所眞的是有夠髒的。

心靈和大腦的疲累，會以對他人缺乏善意的形式顯現；而缺乏善意的工作環境，廁所肯定不乾淨——這便是尤達大師的看法。

就在我掃完女廁正要開始掃男廁時，背後傳來了克里斯的聲音。

「你一定看得出來，我是白人和亞洲人的混血。在美國這個地方生存，東方的東西根本是沉重的負擔，一點幫助都沒有。我看掃廁所也是其中的一環吧。講白了，就是看不順眼啦。」

克里斯以一臉眞的很不屑的表情說道。

「克里斯，我不認爲這些絕對毫無意義。你和卡洛斯一起在廚房工作，所以一定有注意到，你不覺得他最近有了很大的改變嗎？」

卡洛斯的變化大家都看在眼裡。本來他出錯的頻率高得誇張，但最近已不像以前那樣會犯下愚蠢的錯誤了，甚至前幾天，反而是卡洛斯注意到克里斯的錯誤呢。他的專注力顯然提高了。

但這似乎讓克里斯很不爽，只要一聽到卡洛斯的名字，他就明顯地一臉不悅。

這時，我想起了克里斯的性格。平常是沉默寡言的專業型人物，不過，一旦周圍的人對他稍有批評，就會很敏感地做出防衛性的反應。我開始後悔剛剛說了那些話。

「對了，你的亞洲血統是來自父親嗎？還是母親？」

急著想換個話題的我，把想到的問題立刻丟出去。

「是我爸，和你一樣是日本人。他是個很糟的爸爸。我小時候常被他打，老是逼我要『忍耐』、要有『耐性』。」

似乎不小心戳到了他的痛處，然而就在這一瞬間，我覺得好像稍微能夠理解他了。

「克里斯，我爸也是那麼頑固的人。畢竟是個和尚，其實我超討厭打坐什麼的……，跟我爸也是一天到晚吵架……。」

「欸？那你幹嘛搞什麼冥想啊！」

克里斯很直率地吐出了這句，剛剛那種話中帶刺的感覺已然消失。

發現意料之外的共通點的我們，接著聊了一會兒關於自己父親的事。

突然變得很健談、與平日大不相同的克里斯，娓娓地道出了對父親的不滿，以及對日本的事物、亞洲的感性感到厭惡。

而我除了對此表達了百分百的同意外，也解釋了自己為何落得必須扮演正念「傳道師」角色的來龍去脈。

「嗯，明明就是和尚的女兒，還特地來耶魯學冥想……真是苦了你啊。」

克里斯說出這句話時的表情，讓人覺得他好像多少卸下了一些心防。

Lecture 5

別壓抑杏仁核！

——不累積疲勞的「焦慮消除法」——

「額葉」與「杏仁核」的失衡會造成壓力

「呵呵呵，SUPER！眞的是SUPER，小夏。」

隔天，克里斯並沒有來冥想空間，但我已不再從他身上感覺到像過去那樣的敵意，而我自己對他也不再懷有不好的感覺。

慈悲心或許也發揮效果了，我越來越少半夜醒來。

聽到這些消息的尤達大師，發出他一貫的詭異高亢笑聲，顯得非常高興。

「能從卡洛斯身上看見改善的趨勢，眞是SUPER。一般認爲正念體驗可大略分爲三個階段：初期階段是拼命努力將注意力導向當下；中期是注意到自己的心思飄走了，而將注意力重新導向當下，卡洛斯應該就是接近這個階段；然後，最終階段是不用特別努力，心思就總是處於當下的狀態。」

看來情況似乎朝著正確的方向進展，可是我內心的不安仍未消失。

「老師，和以前相比確實是看得出有改善了，但真的這樣就行了嗎？我現在還是會突然很焦慮……」

「小夏你就試著這樣繼續冥想下去，因為正念對於焦慮之類的腦部壓力反應也能發揮效果。有好幾項研究發現，持續實行正念三個月以上的長期冥想者，其額葉與杏仁核會形成較對等的正向關係，而非上下關係。」

尤達大師用力地點點頭說。

「較對等的正向關係？」我因不解而反問道。

簡單來說，若額葉相當於人的理性，那麼，杏仁核就相當於為了保護自己免於所害怕對象的侵擾而運作的情感或本能。

據說，杏仁核也存在於數億年前的魚類，是腦袋裡最原始的部位。通常當杏仁核對壓力產生過度反應時，額葉便會站在抑制的立場，試圖使之冷靜下來。

「小夏，你一定知道大腦的壓力反應原理，像是焦慮、恐慌症發作之類的……」

尤達大師的話令我心頭一驚，該不會之前我在尖端腦科學研究室恐慌症發作的事情被他知道了吧！嗯，不可能，沒人會特地跑來告訴他這種事，他應該不知道才對。

「知……知道啊。當恐懼或外來威脅等壓力刺激太強時，杏仁核就會過度運作，這時若額葉不加以抑制，便會影響交感神經而產生生理症狀。常見的症狀包括心悸及過度換氣等。」

當時發生在我身上的，正是過度換氣，那痛苦的記憶又重新浮現。

尤達大師似乎絲毫沒注意到我的情緒波動，點了點頭。

「嗯，沒錯。恐慌症發作之類的壓力反應，和掌管焦慮的杏仁核關係相當密切。而正念便是以能夠緩和這種焦慮而聞名。」

就運作機制而言，正念的交感神經抑制作用固然是原因之一，但從大腦成像研究的分析結果，也觀察到了額葉與杏仁核之間的關係改善效果。一般來說，額葉是由上而下地抑制杏仁核，可是觀察長期實行正念的人腦卻發現，兩者並非呈上下關係，而是更平等地維持著平衡狀態。」

「喔，原來是這樣啊。」我說。

接著尤達大師又補充說明，這方面的治療方法有很多種。雖說正念確實可以有效抑制焦慮，但至今似乎還無法保證也對正在發作中的恐慌症有效。

「說到這個，老師，」

也是爲了避開恐慌症發作的話題，這時我插了嘴。

「今天在來這裡的路上，我遇到了戴安娜。這是我第一次在休假日遇見〈此時此刻貝果店〉的人。然後……我覺得我有點了解她爲什麼總是很疲勞、很緊繃了。」

尤達大師發出了「喔」的一聲，顯得很感興趣。

說是遇見了戴安娜，但我其實並沒有和她交談。戴安娜當時和一位大概十幾歲的女孩在一起，好像是她的女兒。她們無視於周遭目光，在街上大聲爭吵。

正是難搞的年紀啊。我自己開始明顯地對父親表現叛逆，也差不多就在戴安娜女兒的年齡。

半吼叫地對女兒說了不知什麼的戴安娜，似乎注意到了在遠處的我。接著，她一副突然回過神來的樣子，很快地和女兒說了些話之後，便拉著女兒的手離開了。大概是覺得被我看見她們母女吵架很丟臉吧。

用「呼吸空間」來舒緩緊張

「原來如此，戴安娜正在爲母女關係頭痛啊！那的確是很大的壓力。小夏，你說戴安娜總是很緊繃，而之所以會有這樣的感覺，應該是因爲壓力反映在戴安娜的身體上了。人一旦有壓力，身體就會緊繃。

雖然無法立刻在戴安娜身上進行試驗，不過，今天就讓我來教你一種叫做呼吸空間（▼30頁）的方法，可以放鬆因壓力而緊繃的身體。就先從你自己開始嘗試吧。」

尤達大師拉出了常用的椅子，以眼神示意我坐下。由於開始實行正念已經差不多一個半月，因此不用他開口，我就已擺出「背挺直，腹部放鬆」的坐姿，意識很自然地朝向呼吸，身體開始做好冥想的準備。

「SUPER！小夏，你已經逐漸掌握訣竅了，眞不愧是正念的正宗傳人。」

此話一出，我的意識立刻被攪亂。

的確，我開始隱約感覺到，正念的基本姿勢果眞和小時候被父親訓練的打坐有共通性。若說我比一般人更快熟練的話，應該不是因爲我是日本人，而是因爲我是生在禪寺的女兒。就此意義而言，很諷刺地，我可能眞的算是正念的正宗傳人呢。

「好了，從現在開始共有三個步驟：首先，要注意受到壓力時自己會有哪些變化？發生不好的事情時、想到不好的事情時，自己的心裡會有什麼反應？或者身體的感覺有什麼變化？要觀察這部分。試著在心中以一句話來描述壓力的成因，通常就比較容易了解自己的反應喔。」

我的壓力，當然是來自於自己的研究沒能有所進展。

本來應該是爲了能治療許多人而來到耶魯學習全球最先進的大腦科學，但不知爲何，現在卻是一邊接受這個怪老頭的指導，一邊在即將倒閉的貝果店幫忙。

這樣的煩躁鬱悶，不論做什麼都一直在我的腦袋裡縈繞不去。

我在心中默念著：**研究沒進展，所以很焦慮。**

這時伴隨逐漸湧起的不快情緒，我的腹部一帶持續感到緊繃。

原來如此，眞的就如其字面意義，壓力是會導致身體緊繃的。

「下一步是照常將注意力導向呼吸，你也可用數『1』、『2』、『3』的方式來替呼吸貼標籤。呼吸正是把自己喚回至當下的錨。」

我那朝向過去的失敗與對未來不安的意識，逐漸集中到我的呼吸，同時，我也感覺到身體的緊繃一點一滴地鬆開了。

「最後一步是呼吸空間最關鍵的部分，請試著將意識朝向從呼吸擴展至全身。而訣竅就在於，要想像彷彿整個身體都在呼吸。在進行第二個步驟時，如果有感覺到哪裡緊繃，那麼也可在吐氣時試著想像將空氣吹入那裡的感覺。感覺它隨著呼吸逐漸軟化、逐漸敞開。」

「腦部結構」改變，對「壓力的感知方式」也會改變

結束呼吸空間的我，雖然對尤達大師不科學的用字遣詞感到不太自在，但卻真的經歷了不可思議的感覺。

或許是心理作用吧，我覺得身體的緊繃似乎舒緩了。並不是我周圍的環境有任何改變，應該說是我對環境的認知、看法改變了。

「正念不僅能改造大腦，也能改變對壓力的感知方式。」

尤達大師平靜地說。

「不是以理性抑制壓力，而是要創造出理性與情感和諧並存的大腦狀態。當然，我們還未完全了解導致大腦構造及功能改變的詳細機制。例如，是否能促使神經細胞生長、新生，或是能改善自律神經與免疫功能，促進神經細胞的維護及再生、避免死亡等。不過，隨著掌握了神經細胞的生存、形成及功能關鍵的腦源性神經營養因子（ＢＤＮＦ，Brain-Derived Neurotrophic Factor）的檢測等技術持續進展，今後應該就會逐漸了解才對。」

依據某團體於二〇一〇年提出的報告，正念減壓療法確實降低了右側杏仁核的灰質密度。也就是說，助長壓力反應的杏仁核的作用減弱了。事實上，據說壓力的降低與該部位的密度減少程度是呈正比的

01。」

尤達大師的眼神再次變得犀利，聲音也變得更加強而有力，不是平常那種輕鬆隨興的語調。

「老師，戴安娜的事情還讓我想到另一點。正念是屬於治療心靈疲勞的方法，對吧？但戴安娜現在的樣子，其實會讓人覺得她的身體也很疲累。這兩者之間存在有什麼樣的關係嗎？」

疲勞是一種叫「疲勞感」的腦部現象

「SUPER！問得好！」

尤達大師滿臉笑容地回應。

「身體的疲勞會以各種形式顯現。例如，焦躁不耐煩、提不起勁兒、無法專注、總是無精打采、經常忘東忘西、白天也很睏等等。另外，像是身體撞到平常不會撞到的地方，也是一種疲勞累積的跡象。」

悲哀的是，尤達大師所舉的例子我全都中了。

「雖然與疲勞有關的科學數據不算多，但若再加上運動及瑜珈、TMS磁刺激治療及藥物治療等，也已有不少研究提出了正念與認知行爲療法的效果。所謂的認知行爲療法，是指透過諮商之類的方式來改變對疲勞的感知，藉以學習與疲勞和平共處的方法。

而這部分的重點在於，儘管是身體的疲勞，也不只是把它當成肌肉等物理性消耗，而是把它視爲是一種稱作『疲勞感』的腦部現象。據說，在某項以具重度疲勞感的慢性疲勞症候群患者爲對象所做的整合分析中，發現到諮商輔導和運動指導幾乎是一樣有效■[02]。目前已知纖維肌痛症（Fibromyalgia）和多發性硬化症（Multiple Sclerosis）等疾病會伴隨有重度的疲勞感，但也有報告指出，和憂鬱症一樣針對左額葉進行TMS磁刺激治療是有效果的■[03]。甚至在羅伯特・辛普森（Robert

Simpson）等人於二〇一四年所做的整合分析中，還介紹了正念改善多發性硬化症患者的疲勞感的案例■04。

可見就連身體的疲勞，其主要治療舞台都還是在大腦。不論是正念還是TMS磁刺激治療，實際試過的人都一致表示『腦袋清爽多了！』這點也是相當值得玩味的。

順帶一提，美國在名爲『5-hour ENERGY』的高咖啡因能量飲料掀起一陣極大的流行後，因出現死亡案例而引發問題這件事，你有聽過嗎？諷刺的是，據說使該飲料大紅大紫的印度裔美國人創始者，每天都花一小時在地下室做冥想呢。或許他根本就知道身體的疲勞無法用能量飲料等來治癒，必須從腦部著手才行■05。」

「原來如此，終究還是腦袋和心靈的問題，是吧！」

這時，尤達大師稍微舉起右手。

「不盡然，改變認知當然不是全部。睡眠、運動、飲食等要素依舊是休息的基礎，這點可不能忘記。」

防止腦部疲勞的飲食

「你眉心的皺紋漸漸消失了吔。」

自從上週開始提早去〈此時此刻貝果店〉掃廁所後，又有個人跑來跟我說話了。這次是戴安娜。

由於週末才剛目睹了那一場母女吵架，故總覺得有些莫名的尷尬。想必她也有同樣感覺，所以才來找我講話。雖然語調一如往常地冷淡，但自從我到這家店幫忙以來，這恐怕是戴安娜第一次主動跟我說話。

「沒多久以前，你的眉心還都一直有著皺紋呢。」

「咦，眞的嗎？我自己完全沒意識到吔。」

這大概也是每天實行慈悲心的效果吧。

「我女兒也總是這樣……。就是週末和我在一起的那個女孩，現在13歲。老是一副不爽的樣子，總是不跟我講話，稍微有一點不順心的事，就大搞叛逆，眞的很令人煩惱。尤其她又沒有父親……。」

我現在才知道戴安娜是個單親媽媽，對於離婚一事，她似乎沒有任何遺憾，據說因爲前夫沒有好好支付子女的撫養費，所以生活相當艱苦。

「別擔心，我不是在抱怨這裡的薪水。只是除了這裡，我還有在其他地方兼差，所以才會這麼累。一回到家，就會像那樣跟女兒吵了起來……。眞抱歉，不知不覺就說了一大堆，打擾你做事了，不好意思。」

我什麼都沒問，戴安娜就自顧自地把自己的私事全都給講出來。她可能一直都很想找個人訴苦吧，而被我看到和女兒吵架剛好成了一個契機。看來，果然是累積了很多壓力。

越是聽她說，我越覺得自己漸漸能理解她之所以總是晚娘臉、又顯得很不耐煩的理由。一直過著這麼忙碌的生活，也難怪會身心俱疲。

我叫住了就這麼轉身離開的戴安娜。

「戴安娜，其實我……我一直想再跟你道一次歉……。當時那樣亂吼你，眞的對不起。我自己也發生了很多事，所以相當暴躁。我知道這些都是藉口，但我眞的什麼都不知道……。」

「好了好了，我已經不介意了。更何況那次的疏失顯然是我的錯。」

戴安娜整個人突然放鬆，露出了笑容，這是我第一次看到她笑。以往她頂著大濃妝一臉不高興的時候我從沒注意過，看來她年輕時肯定也是個大美女呢。

***

「在飲食方面也有很多方法喔。例如，吃素、以穀類爲主、降低身體的酸性等，還有一些數據顯示地中海地區的飲食對壓力和心臟都很有益處呢■[06]。只不過有不少方法都還沒有足夠的科學證據，所以必須要小心點就是了。」

在仍空無一人的後院裡，我對著戴安娜講起課來。

——你和卡洛斯他們在做的那個什麼冥想，就是正念吧？

引發我講課欲望的，正是戴安娜的這句話。戴安娜似乎從以前開始就對正念很有興趣，自己也收集了各式各樣的相關資訊。

於是欣喜莫名的我，便決定把可能對其壓力與疲勞有用的資訊全都一五一十地告訴她。話雖如此，但其實都是昨天從尤達大師那兒聽來的。

「地中海地區的飲食？」

對於戴安娜的疑問，我以這樣的清單來回答——

- 最好每天都攝取的東西：蔬菜、水果、堅果類、豆類、芋薯類、全穀類、魚、特級初榨橄欖油、起司、優格。

- 最好能適度攝取的東西：雞肉、蛋。
- 應盡量避免攝取的東西：紅肉。

「據說，控制熱量及補充水分對腦部的疲勞恢復而言也很重要呢。除了這些以外，對大腦可能有正面影響的，還有水果及綠茶等所含的類黃酮、人參及銀杏等草藥和魚油所含的Omega-3脂肪酸等■[07]。另外，就如最近熱門話題所提到的，調整腸道菌群有益大腦，因此，也很建議攝取一些發酵食品■[08]。

而顯然要避免的是肥胖。目前已知肥胖是憂鬱症的溫床，同時也是憂鬱症的結果，尤其必須減少衝動性進食之類的飲食行爲。

在這方面，正念也很有幫助。一旦產生『好想吃』的感覺，就會將注意力集中過去。甚至有研究顯示，透過與正念或認知療法的搭配組合，的確可實際改善人的飲食行爲呢。依據一項由二十多個研究所匯整而成的整合分析看來，有80%以上的研究都顯示，過食及情緒性的飲食行為獲得了改善。由此可見，這真的是個不容忽視的結果[09]。」

對於正念，戴安娜似乎比我要有興趣得多，她一邊聽，竟然還一邊記筆記。

能讓大腦恢復的五個習慣

「最後，對改善疲勞感來說必不可少的，就是運動。憂鬱症患者雖然容易伴隨有疲勞感，但可藉由適度的運動達到相當不錯的治療效果（效果量在中度以上[10]）。已有各種報告指出運動頻率最好是每週3～5次、並能混合有氧運動和重量訓練，以及強度達到最大耗氧量的約莫75%等[11]。

而證實了運動可改變大腦的研究報告也相當多喔。例如，有一份數據顯示，一群平均年齡在65～70歲之間的人，持續進行一年每次40分鐘左右的有氧運動（快走）後，掌管記憶的海馬迴的容量便增加了2％■[12]。也就是說，他們的大腦年齡減少了1～2歲。看來要恢復、重振大腦的時候都不嫌晚喔。至於其他值得建議的方法還有……。」

我接著舉出了五種做法。這些也都是來自尤達大師的現學現賣。

① 保有某種切換開／關的儀式（←聽特定的音樂、淋浴等。腦無法同時做這兩件事，務必要明確區隔工作與休息模式）

② 接觸大自然（←接觸超越人類格局的非人工的東西，以促使自己從日常生活與工作模式中解放出來）

③ 接觸美的事物（←美的感覺，被認為會對大腦的獎勵系統及背外側前額葉皮質等起作用■[13]）

④ 培養能讓自己忘情投入的嗜好（←專注於喜歡的事物時，大腦的獎勵系統便會受到刺激）

⑤回去故鄉看看（↑成長的地方會讓人平靜，而平靜正是焦慮的反面）

「我也要讓我女兒試試。」

戴安娜溫柔地說。

「聽說正念對小孩的叛逆期也有效，是吧？」

她說得沒錯。也有報告指出，正念可改善青少年的行為，並且恢復親子關係及父母親的自信心■14。

這堂迷你課程雖然只講了短短不到十分鐘，但戴安娜可是相當滿意。在此之前橫槓在我倆之間的芥蒂，也彷彿從未存在過似的。

「在某個程度上，我現在終於能理解你伯父老吉爲何會讓你來幫忙了。我們排斥、抵制你的時候，他那個人竟然低頭道歉吔。他說：『請再給小夏一次機會。』」

我完全不知道這件事。感覺總是很冷漠的伯父，竟然私下爲了我這麼做了……。若沒有伯父的這番努力溝通，我肯定是回不了這家店的。

「這間店會變成這樣，」

戴安娜繼續說道。

「是從一年前老吉開除了一起創業的謝爾蓋開始的。自那之後，店裡很多事情就變得亂七八糟，老吉也逐漸失去鬥志。他之所以把你叫回來，或許是因爲感覺到了你和謝爾蓋的相似之處吧。我眞的這麼覺得。所以他才想賭一把，把希望押在你身上也說不定。」

Lecture 6

永別了，心猿意馬

——徹底消除雜念——

每個月要專心「發懶」一次

「喔，小夏，你已經立刻率先實踐了發懶日。」

尤達大師愉快地啜飲著綠茶。

在上週的員工會議之前，我先和伯父討論了引進發懶日的想法。

雖然叫做發懶日（Lazy Day），但並不是單純地發懶、怠工就行了。這是將每月一天的特休假規範化，好讓員工們專心照顧自己的一種做法。

發懶日是由世界知名的正念指導者釋一行（Thích Nhất Hạnh）所提倡的方法。他是來自越南的禪師，於法國南部創建了名爲「梅村」的禪修中心。該中心也設計了一整天只用於休息的發懶日。當天不安排任何行程，每個人各自進行步行冥想、輕鬆地看看書，或是寫信給家人之類的。

「伯父，我想您應該也注意到了，〈此時此刻貝果店〉漸漸變得比較忙了，客人開始變多了。但我覺得，也就正是在這種時候，更需要讓大家好好休息才行。」

我一邊想起戴安娜疲憊的臉孔，一邊語重心長地對伯父提出想法。

一如往常地，我還是看不出伯父在想些什麼，而他也只回了一句：

「我知道了。」

伯父向員工們宣布將實行發懶日的那一週，我就立刻請了假。因爲我覺得，如果我率先請假，那麼其他人應該會比較敢休假才對。

雖說難得有空，也是會想去耶魯聽尤達大師講課，不過，我還是選擇無所事事地渡過了一天。

想想之前連一分鐘的冥想都做不到，看來我還眞是進步不少呢。

＊＊＊

發懶日的引進，當然也是尤達大師提出的建議。

「不必擔心這會養成大家拖延偷懶的習慣，偷懶和照顧自己是兩碼子事。從小夏你的描述聽來，〈此時此刻貝果店〉的員工們其實都是很認眞的人。這種個性的人，稍微多照顧自己一點才是剛剛好。所以，結果如何？你自己嘗試過發懶日之後，有何感想呢？」

尤達大師和平常一樣搔著他那顆亂髮叢生的腦袋，而白袍上的汙漬依舊。

明明我和〈此時此刻貝果店〉都不斷在改變，但，說到這個人的始終如一還眞是……。

「嗯……我也不知道到底是確實有休息到還是沒休息到。沒在冥想的時候，就是會想東想西……，回過神來總會發現自己在想研究的事情或店裡員工的事情。而且，每次都想同樣的東西，思緒根本是一直在兜圈子。」

我一邊喝著尤達大師替我泡的綠茶，一邊回答。

雜念會帶來疲勞——消除心猿意馬的方法

「嗯，那今天就來教你馴服『腦袋裡的猴子』的方法吧。」

「欸？猴子，嗎？」

尤達大師對著狐疑的我露出大大的微笑。

「是的。像小夏你這樣腦袋裡塞滿各種想法的狀態，就叫做『心猿意馬』，就好像一群猴子在大腦裡吵鬧不休。而雜念一旦佔據大腦，大腦就容易疲勞。因爲在人的各種臟器中，腦是個會消耗大量能量的地方。如果能擺脫心猿意馬，腦就能夠充分發揮它原本的能力。而專注力、判斷力、讀寫及計算等處理能力、創造力等，也都能夠提高。」

原來如此，我那總是很吵雜的腦袋裡似乎是住了十隻左右的猴子啊。到底怎樣才能讓這些猴子安靜下來呢？

結束例行的冥想後，尤達大師平靜地開口舉例。

「請想像自己站在車站的月台上，這時有電車進站了，坐在電車裡的是叫做『想法』的猴子乘客們。電車會停在那兒一下，但你會繼續留在月台上，過了一會兒，電車便會載著那些猴子離開。雖然會有各種電車一列接著一列地進站，不過，小夏你所站的位置不會改變，就一直待在月台上。」

這個比喻到底有什麼意義呢？看見我一臉不解的表情，尤達大師滿意瞭然地點點頭。

「換句話說，重點就在於持續對『想法』採取旁觀者的立場。聽好了，人總是容易把『想法』當成是自己本身。而所謂的自己，其實也不過是個容器罷了。就像把車站和電車畫上等號很蠢一樣，我們也沒必要將自己和雜念畫上等號。我們的心靈是有許多電車會來來去去的月台，不論有多少種不同的電車進站，月台都是不變的。而藉由這樣的想像，我們就能夠將心靈維持在平靜穩定的狀態。」

原來如此，我們平常的確不太會去區隔「在想事情的自己」和「所

心靈是個會有雜念來來去去的月台

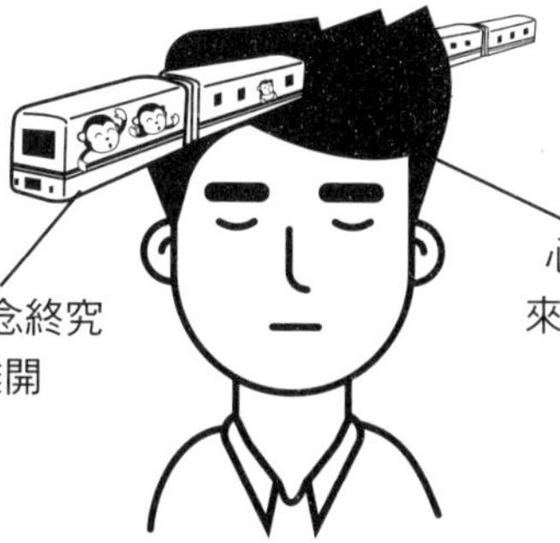

喧鬧的雜念終究
也會離開
心不過是「想法」
來了又去的「場所」

【重點在於別把「在想事情的自己」和「所想的事情」畫上等號。】

想的事情」。一旦對某事耿耿於懷、想不開，就會覺得好像是自己本身很惱人。一旦思緒開始陷入重複迴圈，感覺就像自己也在兜圈子一樣。

但其實根本沒必要和猴子一起坐上擁擠吵雜的電車，因爲自己根本就不是電車的乘客啊。

「也就是利用這樣的想像，在心中創造一個自由的空間。實際上，心有餘裕的人是不會把自己和想法畫上等號的。任何想法不過都只是大腦的過客，並不是定居在腦袋裡。」

正念是「第三代」的認知行為療法

「老師，這應該是一種認知行爲療法吧？」

「呵呵呵。」

伴隨著令人不舒服的刺耳笑聲，尤達大師點了點頭。

「聰明，眞不愧是我的首席弟子啊。」

我不記得自己什麼時候成了尤達大師的弟子，不過，關於認知行爲療法我的確多少知道一些。

這是一位美國精神科醫師亞倫・貝克（Aaron Beck）於一九六〇年代所建構的心理諮商手法。是一種透過認知（亦即「思考方式」）的改變，來改善心理問題的治療法。

尤達大師剛剛說的電車那番話，就是在試圖改變我們「對想法的思考方式（認知）」。

人類是由「想法、情感、行為」這三者所構成——這個單純的概念，就是認知行為療法的基礎。

正因為單純，所以認知行為療法被廣泛應用在失眠、憂鬱、焦慮、恐慌症、厭食症、藥物成癮、憤怒情緒等各種領域，而其效果也已獲得證實。在現代心理諮商世界中，它的地位可說是有如「國王」一般呢。

「這樣或許有點班門弄斧了，不過，認知行為療法一開始本來是以修正行為為主的行為療法（第一代）。接著進一步改良後，便產生了第二代的療法。而這第二代是基於一定的理論來修改思考方式上的壞習慣，也就是所謂認知的扭曲。接著，做為一種第三代的認知行為療法，正念認知療法現在正逐漸普及中。

誕生自美國的理性方法，和源起於東方的正念相遇了。就像我剛剛對你所做的，首先，從一邊冥想一邊讓你客觀地看待自己的認知開始。正念對於注意到『自己的思考習慣』也很有效呢。接下來，再搭配傳統的認知行為療法，把認知的扭曲寫在紙上，然後加以修正。也就是透過與正念的結合，讓自己的思考習慣變得更容易處理。」

沒想到認知行爲療法已經和正念結合了……。

可是，就算不特地融入什麼冥想，我覺得到目前爲止，認知行爲療法也已充分發揮作用了啊。

「看來你還是半信半疑。」

尤達大師一眼就看穿了我的心思。

「依照往例，讓我來介紹幾個研究報告吧，呵呵。由牛津大學的團隊所進行的研究，這個可厲害了。」

尤達大師說完便秀了一份研究論文給我看，果然很令人驚嘆，那篇論文是刊登在全球最著名的醫學期刊上■[01]。

該研究將長年接受藥物治療的重度憂鬱症患者隨機分爲兩組：一組照常給予藥物；而另一組則完全停藥，改爲實行每週兩小時的正念認知療法。經過長達八週的治療後，持續進行兩年的追蹤調查，以確認哪一組的憂鬱症復發率較高。

「沒錯，結果發現兩組的復發率並無明顯差異。」

就某種意義而言，這結果是相當令人震驚的。尤達大師的眼睛發出光芒。

「呵呵，再怎麼說，現在已逐漸能避免使用藥物治療。但這項研究的對象畢竟是重度憂鬱症患者，突然讓這些患者停藥，從精神科醫師的立場看來還是非常危險的，而且復發的可能性也很高。儘管如此，以正念認知療法進行的八週心理諮商，還是發揮了與藥物同等的效果。這可說是顯示了此方法的有效性的一項突破性研究。」

為什麼總是會想著「同樣的事情」？

「有沒有什麼辦法可在除了醫療以外的領域應用正念認知療法呢？

例如，可以讓我教導〈此時此刻貝果店〉的員工們的做法。」

這時我的腦海浮現了友美的臉。友美是所有員工中最老實、順從的一位，似乎總是能夠很俐落地完成工作。沒有像以前的卡洛斯那樣的粗心大意，也不會像戴安娜那樣到處散播焦躁情緒。設置冥想空間時，她也是相對較早加入的，個性誠懇率直。

但也不是完全沒有令人擔心的部分就是了。自從開始實行正念後，比起失誤大幅減少的卡洛斯和表情明顯柔和許多的戴安娜，在友美身上其實看不到什麼值得注意的改善。由於總是默默地做著工作，所以很容易被忽略，但只要仔細觀察便會發現，工作中的她也總是一臉憂心忡忡的表情。

引進每月一次的發懶日制度後，這個月只剩她還沒去休假。或許，現在最需要休息的正是友美也說不定。

「能夠用在〈此時此刻貝果店〉的方法啊……。那麼，就讓我來教你點特別的吧！」

這老頭今天特別愛裝模作樣，不知是不是遇上了什麼好事？

「還記得我之前教你的呼吸空間（▼30頁）嗎？為了保險起見，讓我們來複習一下。它包含三個步驟。」

① 一邊冥想，一邊將造成壓力的原因詞語化，並觀察身體變化。

② 將注意力導向呼吸，意識到當下。

③ 將意識擴大至全身，把呼吸帶到緊繃的部分。

「嗯，呼吸空間之所以要把造成壓力的原因，化為一個句子的形式，是為了舒緩身體的緊繃。不過，在此則是為了方便處理壓力的成因，也就是思考（認知）習慣。」

和練習呼吸時一樣。這時我想到的也是那句「**研究沒進展，所以很焦慮**」。

「像這樣將思考習慣轉化為一個句子是有其意義的，因為只要替認知的扭曲命名，便能夠針對它採取特定的處理辦法。

你可能會覺得，心靈的月台一定很混亂，會有各式各樣的電車（雜念）進站，但其實很可能只有少數幾種電車在那裡來來去去。一旦知道電車的名字，便能夠判斷『啊，又是這台』，於是就能夠冷靜地應對。」

「算是一種貼標籤，對吧？」

對於我的附和，尤達大師以滿臉的笑容回應。

「完全正確。那麼，當已被貼上標籤的想法出現時，該怎麼處理呢？一般認爲有以下五種辦法可運用（▼32頁）。」

① **捨棄：**若是已出現太多次的想法，就一副「我受夠了！」地將想法趕出腦袋。這是個簡單、但不容小覷的好方法。

② **想想例外：**試著想想不符合該想法的例子。之所以會出現同樣的想法，是不是因爲設定了同樣的前提？一旦開始思考自己到底設

定了怎樣的前提，便會發現不符合該想法的例子。

③ **以智者的角度思考**：對於這樣的想法，你所尊敬的人或歷史上的偉人會怎麼說呢？請試著思考這點。也就是將偉人的觀點請進你的月台。

④ **不以好壞來判斷**：正念的基礎就是要原原本本地接納當下。不對該想法做好壞價值判斷，也就是不做道德評斷（non-judgmental），這是最基本的。

⑤ **探索原因**：這個方法就是去找出爲何該想法會不斷浮現的原因。爲什麼那台電車會頻繁地開進月台？那電車是從哪兒開來的？徹底查出其原因。造成想法反覆出現的原因，其實就是自己心中未被滿足的願望。這叫做深層需求（deep needs）。

使大腦疲勞的「道德評斷」到底是指什麼？

「腦子裡浮現了什麼想法呢？」

在〈此時此刻貝果店〉的後院，我對著雙眼閉起坐在椅子上的友美平靜地說道。她稍微思考了一下，低聲回答。

「嗯……說來有些丟人。我家事總是做不好，今天也是放著一團亂的屋子就來上班了。老公從早到晚工作那麼賣力，我卻……。唉，真的是笨手笨腳……。」

「現在，請試著用一句話來描述這個想法。」

當我要求她貼標籤時，友美便說出她的認知。

「我是不會做家事的廢物。」

「友美，首先，讓我們承認這個想法的存在。你的腦袋裡總是浮現這個想法，若是如此，那麼你如何能修正這個想法呢？有幾個做法，其中最簡單的是『不以好壞來判斷』。就算你確實不會做家事，爲何要把它與『廢物』做連結？你先生眞的認爲這樣的你是『廢物』嗎？」

依我所見，友美的「我笨手笨腳，是個廢物」這個想法，無非是一種「認知的扭曲」。看過她在工作上的表現後，應該沒人會覺得她是「廢物」，她肯定是過度批判了。

「還有，請想想你所尊敬的偉人。這個人對於你的『我是不會做家事的廢物』這種想法，會有什麼樣的評論呢？沒關係，你只要自己想像就好了。」

友美想到的偉人是德蕾莎修女。到了冥想結束時，她的表情已變得開朗許多。

「小夏，今天謝謝你。不知怎的，我覺得心情輕鬆許多，感覺好像腦袋裡那吵鬧的猴子眞的走了一隻呢。」

冥想結束後，友美還安靜地持續自省了一會兒，似乎是開始探索自己的深層需求了。

深層需求啊……。我的「深層需求」是什麼呢？

爲什麼我心中總是不斷浮現對研究的焦躁不安呢？

爲何我就是無法徹底捨棄對正念的排斥與抗拒呢？

父親的臉龐再度閃過腦海。但關於這部分，我還沒準備好跟尤達大師說。

Lecture 7

「憤怒與疲勞」之間出人意料的關聯性

——「緊急模式」的大腦科學——

別讓腦袋「被杏仁核挾持」了

「……呵呵呵，好了好了，別那麼垂頭喪氣的。」

尤達大師對著沮喪的我說道。

此時坐在椅子上的我，頹廢無力地低著頭。

尤達大師的週末課程已進行了快兩個月，正念的效果逐漸顯現在卡洛斯、戴安娜，還有友美等員工身上，令我心中暗自鬆了一口氣。客流量也慢慢增加，更重要的是，店裡的氣氛比以前好多了。

但就在這個時候，出了點麻煩。

簡單來說，我又暴怒了。

那時卡洛斯、友美、戴安娜和我，我們四個人剛結束早上的冥想活動，爲了準備開店，各自走向自己的工作崗位。

「我看你啊，越來越像貝果店的員工了呢，嘿嘿……」

這時有一名員工在與我錯身而過時，用只有我聽得到的音量低聲說道。

當我錯愕地回頭一看，站在那兒的，則是擺明了一臉嘲諷等著看好戲的布拉德。

這當然不是在誇獎我，這是對逃離尖端腦科學研究室、回歸耶魯還遙遙無期的我的諷刺。

我勉強壓抑住了自己的情緒。

「是，是喔……。我想趕快讓這家店重新站起來，再回去做研究。」

儘管我好不容易才努力擠出一些話，但布拉德卻繼續惡意調侃。

「喔不，你比較適合這裡。不過，對我來說，這裡不過是賺點零用錢的地方罷了。」

「布拉德，你夠了沒！給我專心工作！」

我一邊壓抑著顫抖的聲音一邊回答，但他的嘲諷並未停止。

「那個什麼來著……叫正念嗎？我聽克里斯說了，妳老爸是和尚。

原來如此，難怪這麼適合這類『東方的神秘事物』呢！」

再怎麼努力也沒用了，怒氣在瞬間爆炸。我對著他大聲飆罵，語無倫次到連我自己也不知道自己在罵什麼。

砰啷的一聲，餐具與食物散落一地。我好像把布拉德拿著的托盤給打翻了。

因這聲音而回過神來的我，才發現所有員工正目瞪口呆地望向我。而我什麼也沒說，就這樣逃進後院，從後門飛奔離開。

＊＊＊

「憤怒，是大腦爲了保護自己而啓動的一種『緊急模式』。」

一如往常地泡了綠茶給我的尤達大師說道。

「之前曾提過的杏仁核，在這方面也是主角。杏仁核一旦受到來自外部的過度刺激，就會挾持整個大腦，開始失控。這也被稱做「杏仁核劫持」（Amygdala Hijack，■01），而其實這就是憤怒的眞面目。杏仁核一旦失控，腎上腺素就會分泌，導致腦部的思考活動被抑制，因此，有時甚至會讓人變得不分青紅皀白。

就像小夏你這次的狀況……。

憤怒是一時的情緒，再加上形成背景往往很複雜，所以目前在臨床上的治療也並不容易。最近，以認知療法爲基礎的『憤怒管理（Anger Management）』計畫相當受到矚目。但老實說，效果差強人意。」

因實行正念而變得能夠控制自己——這樣的反應開始在我心中慢慢產生。

然而，一個布拉德事件，就徹底瓦解了我才剛剛萌芽的自信。

來自腦部的「衝動」，就用RAIN來對付

「對付憤怒用的正念技巧叫做RAIN（▼34頁），而這是來自以下四個英文字的字首字母：

① Recognize：認知到怒氣的產生。
② Accept：接受產生了怒氣這項事實。
③ Investigate：檢查自己生氣時身體有何變化。
④ Non-Identification：不把憤怒和自己畫上等號，保持距離。

也就是要原原本本地接受覺得自己生氣的事實，然後將注意力放在身體的變化上，或者，也可照著一般的做法將注意力放在呼吸上。

讓我再強調一次，呼吸是可避免意識脫離當下的錨。這不僅對憤怒

有效，對其他各種衝動也都有效。例如，想吃甜食、想抽煙等衝動的欲望（即渴望，craving）如浪潮般湧起時，就一邊接受這項事實，一邊觀察自己身體所發生的變化。

戒煙的人只要學會這個方法，戒煙的成功率就會提高很多。依據我之前提過的那位賈德森・布魯爾的研究報告指出，利用正念戒煙的成功率高達一般的兩倍■02。而他甚至以此研究結果為基礎，開發了一款名為『Craving to Quit』的手機應用程式。

眞是會做生意啊，呵呵呵。」

我反覆地思考、咀嚼了尤達大師所說的RAIN。

這次絕不重蹈覆轍。就在我再度下定決心時，尤達大師伸出食指。

「因為小夏你是很認眞的人。所以最重要的是，不能忘了憤怒是來自『缺乏餘裕』這點。想像一下爬山的情況。爬山時，你會看哪裡？」

越是目標導向的人，就越要注意「憤怒」的問題

「……嗯？山頂，不是嗎？」

「是啊。是不是總是過度聚焦於目標了呢？拘泥於一定要完成某件事的狀態，稱爲任務導向、目標導向。而小夏你毫無疑問就是這種傾向很強的人。聽好了，爬山的時候也可以看看周圍的風景，別忽略了腳邊的那些花花草草。過度任務導向、目標導向，就會失去餘裕，於是憤怒便由此而生，事情就是這樣。

不知你有沒有聽過一個實驗，它是以成爲牧師爲目標的學生們爲對象。該實驗將學生分成兩組：告訴其中一組『○○點前，請到下一堂課的教室』。同時也告訴另一組人要去某教室，但不指定時間。然後讓兩組人在換教室時都遇到需要幫助的人。

結果顯示，有被指定時間的那組相對不會伸出援手。即使是以成爲牧師爲目標的人，一旦因爲更明確地意識到任務而失去餘裕，也會忘了牧師這份職業的本質[03]。」

＊＊＊

隔週早上，動身前往〈此時此刻貝果店〉的我，心靈再度恢復冷靜。

當我走到十字路口前，剛好被紅燈擋下，以往在這種時候，我要不是看手錶就是滑手機。但這天我卻抬頭望向天空，感受到早晨的宜人空氣與清爽的藍天。想想自從來到美國，我好像從沒抬頭好好看過天空呢。

「等紅綠燈是一種意外收穫，這種時間最適合用來仰望天空了。」

對於如此忠於尤達大師建議的自己，我感覺好像有點可笑，然而不可思議地，心中眞的因此而開始有了餘裕。

趁著店裡所有員工都聚在一起的情況下，我對大夥兒低頭道歉，最後也對布拉德傳達了歉意。他還是一貫地露出那種挖苦人的表情，似乎沒打算正經地接受我的道歉。

——真是夠了!!……我都道歉了……！

雖然全身血液直衝腦部的感覺再度襲來，不過，因爲做了尤達大師教我的ＲＡＩＮ後，便能明顯感覺到情緒漸漸平復。

不知是不是因爲我的臉色毫無變化這點太令人失望，布拉德顯得一臉不悅。不知他又打算講些什麼難聽的話？

「任誰都難免會有暴怒的時候啦！」

搶在布拉德之前開口的，出乎意料地竟是克里斯。

雖然不會像以前那樣公然排斥我，但和我一樣厭惡東方事物的克里斯，至今仍未曾嘗試參加早上的冥想。這樣的他竟會在這個時間點開口，著實讓所有人都嚇了一大跳。

「我自己有時候也會氣到停不下來啊……。」

我不由自主地望向克里斯。不知接下來該說什麼的他，頓時羞紅了臉並垂下眼睛，然而，我非常能體會如此笨拙的他的心情。

都在嚴格的父親壓抑下成長的我們相當類似。看著我努力地克服自己對布拉德的憤怒，我想，克里斯肯定也想到了些什麼吧。

＊＊＊

幾天後，晚上剛過10點左右，我的手機響了。

手機畫面顯示著「媽媽」，腦子裡迅速出現各種想法，好不容易我才接起電話。

「夏帆？」

真的好久沒聽到在京都的母親的聲音了，那語調，讓我瞬間意識到這肯定不是什麼好消息。

「你爸的病，可能已經撐不下去了……。拜託你，回來吧。」

母親吞吞吐吐地說。

看來在我來美國前一刻才發現的癌症，在父親身上以超出預期的速度惡化著，情況似乎很不樂觀。

我一句話也說不出來，只是沉默。

「夏帆？夏帆？」

電話那頭傳來母親焦急的聲音。

「……媽，對不起。我……我還不能回去。」

掛掉電話後，我躺在房間床上。盯著天花板的我，耳邊還聽得見母親簌簌的啜泣聲。

Lecture 8

復原力的大腦科學

——冥想會創造出「不屈不撓的心靈」——

冥想能建立起最強團隊

「呵呵呵。」

不該聽到的奇妙卻熟悉的笑聲，迴盪在本週第一個營業日的〈此時此刻貝果店〉店內。

咦！一轉身，尤達大師的身影就在那兒，身上少了一如往常的髒汙白袍，取而代之的是一件破舊的夾克。

「尤，尤……啊不……格羅夫教授！你來這兒做什麼？」

「當然是來吃貝果的啊。我現在是客人，客人。呵呵。」

我知道他是個怪老頭，但沒想到他竟會在這種時候到店裡來。

這時，有個身影咻地從錯愕的我身旁切了進來。

「歡迎光臨，想吃點什麼呢？」

一邊說一邊將水杯放到尤達大師桌上的，是擔任服務生的布拉德。

「喔，布拉德，好久不見。聽說你的研究進行得很順利，真是太好了。傳聞都傳到我這兒了呢。SUPER！」

「是啊，託您的福，下個月似乎能告一段落。這次的案子，我也有考慮要申請專利……」

一反常態地，面對尤達大師，布拉德一直保持著謙虛的姿態。果然是個見人說人話、見鬼說鬼話的傢伙。尤達大師也以滿是皺紋的笑臉回應布拉德。

認真想想，這兩人原本認識也是再合理不過。就算研究室差得再遠，畢竟都屬於耶魯大學醫學院，在學會碰到面的機會應該不少才是。怎麼沒注意到這點，連我自己也覺得意外。

儘管如此，尤達大師還真是有夠尤達的，認識布拉德，幹嘛不跟我講一聲啊。

「歡迎光臨。」

不知是不是察覺到店內氣氛的變化，伯父也從後院走了進來。

「格羅夫教授，夏帆受您照顧了。我是他伯父，吉郎。我這姪女脾氣相當差，又難相處，還請您好好教導。」

實在很不像伯父會說的話，尤達大師也用力地點點頭。

「小夏和布拉德在耶魯都是很優秀的，這兩人竟然會同時在這間店。吉郎先生您還眞是幸運，呵呵呵。」

尤達大師非常愉快地持續大笑說道。

「吉郎先生你簡直就像是〈此時此刻貝果店〉的菲爾．傑克森（Phil Jackson）。」

高中時期曾加入籃球社的我，當然也知道菲爾．傑克森這號人物。他是美國職業籃球聯賽NBA的知名教練，以多次帶領擁有麥可．喬丹（Michael Jordan）的芝加哥公牛隊、柯比．布萊恩（Kobe Bryant）的洛杉磯湖人隊贏得總冠軍而聞名。

「傑克森巧妙地管理著喬丹及布萊恩這類能力超群的明星選手。因爲一旦有個性的球員在比賽時變得太自我中心，就籃球賽而言是贏不了的。直到小夏和布拉德能夠通力合作爲止，吉郎先生的辛苦程度應該非比尋常，呵呵呵。」

「沒的事，我其實沒特別做些什麼……。」

伯父維持著一貫的面無表情，簡短地回應。

看來尤達大師也是個不能掉以輕心的狠角色呢。和布拉德之間的關係令我很煩惱，還有伯父一點兒也不積極這些事情他明明都知道……。

「在帶領團隊或組織方面，有時自我是一種妨礙。聽說日文裡有個代表無私（Selflessness）之意的詞彙，叫『滅私』。

小夏，你還記得之前我在介紹布魯爾的研究時，有提到正念冥想能降低掌管我執的後扣帶皮層的活動量嗎（▼114頁）？若從這點來做進一步的解釋，那就表示正念也有可能產生更高水準的團隊合作喔。一旦抑制了後扣帶皮層的活動，理論上，『我如何、我怎樣』的自我就比較難探出頭。

而依我推測，許多一流企業之所以開始引進冥想的理由之一，應該就在這兒。另外補充一下，菲爾・傑克森教練也以禪師的封號聞名……。」

尤達大師不知不覺地就在店裡講起課來，周圍的客人也很好奇地將視線移往大師的方向。

儘管說得忘我，不過，尤達大師似乎還是注意到了店內的氣氛變化。

「啊，眞糟糕……，一不小心就講起課來。呵呵呵。」

露出尷尬笑容的他像平常一樣搔起那顆蓬亂的腦袋，結果便大剌剌地露出了夾克腋下處的大破洞。他本人好像完全沒有要在意的意思，但不知爲何，反而是我覺得有些丟臉。

接著，布拉德殷勤地替尤達大師點完餐、送上貝果後，就再也沒離開尤達大師身邊，他們親密地聊了好一陣子，讓我看得很不順眼。

——什麼我和布拉德通力合作，哪有可能……。

真能創造出「有恢復力的腦」嗎？——復原力

就在尤達大師突然造訪〈此時此刻貝果店〉的前一天，我一如往常地到紐哈芬的地下研究室去找他。我要告訴他一個好消息，以及一個壞消息。

首先，好消息是〈此時此刻貝果店〉正不斷地脫胎換骨。而這點我想全體員工應該都有親身感受到。

我想起自己第一天到這家店的情況，店裡死氣沉沉地、店員既沒活力又不親切、經營不善、東西難吃……。

現在怎樣了呢？店內乾淨整齊、員工們的動作靈敏俐落，卡洛斯幾乎不再出錯，友美和戴安娜也笑容可掬地在外場穿梭工作。顯然是正念冥想發揮了效用。

其結果不僅展現在表面，也如實地反映在全店的業績上。這四個星期以來營業額持續升高，再這樣下去〈此時此刻貝果店〉或許就能恢復原本的狀態了。如此樂觀的前景指日可待。

然後，壞消息是……。

「嗯，遇上了危機啊！」

聽完我的報告，尤達大師幽幽地說。

我氣憤得不得了。〈此時此刻貝果店〉的重建都快成功了，偏偏就在這個時候，離店不到五十公尺的地方，竟然要新開一家大型連鎖咖啡店，而且這家連鎖店主打的也是以貝果，藉此博得人氣。

一旦開幕，〈此時此刻貝果店〉的顧客肯定會被搶走，導致營業額大受打擊。即使是相當樂觀地預估，也很可能必須減薪，甚至裁員。現在進行減薪、裁員，必然會造成員工們士氣低落。

大家真能頂得住此一衝擊嗎？

「小夏，你知道復原力（resilience）這個詞彙嗎？」

關於復原力，我也曾稍微研究過。這本來是個代表「回復力」之意的物理學用詞，因承受壓力而變形的物質試圖回復成原本形狀的力量，就是復原力這個詞彙的基本形象。

而當它被帶入名為正向心理學的領域後，便成了應付心理壓力、試圖恢復自我精神的力量之意。

復原力較低的心靈，一旦承受了一定壓力就會崩潰。只要提高這個復原力，便能夠輕易擁有如折不斷的竹子般的「有韌性的心」。

「嗯，沒錯」

對我的說明感到滿意的尤達大師點點頭。

「像911那樣的恐攻和日本311大地震之類的災害，所造成的嚴重創傷就不用說了，但其實在面對較個人層面的壓力時，考驗的也是人的復原力。所謂的復原力，就是保持心靈平靜的能力，因此，就這層意義而言，它也可說是大腦休息的基礎之一。

我們都知道，在戰場上經歷過大量死亡、轟炸及破壞行為的軍人們，退伍後往往苦於各式各樣的創傷。不過，即使有過同樣經驗，有的人就是能從壓力中重新站起來，有的卻不行。在離耶魯大學最近的退伍軍人醫院裡，有個國家PTSD中心的臨床大腦科學部門，該部門以耶魯大學的研究人員爲中心，一直在進行復原力的研究。要提高復原力，你知道有哪些方法嗎？」

「常見的方法包括有，」

我一副已經等了很久的樣子，立即回答。

「樂觀的態度。我曾讀過一份研究報告，當中提到樂觀會使腦部前扣帶皮層的活動產生變化■[01]。由於已有報告指出，在憂鬱症患者等的前扣帶皮層部位觀察到了問題■[02]，因此，不論對什麼事情都抱以樂觀、積極的方式思考，就能建立出抗壓性強、有韌性的心靈這種說法，似乎是不無可能。還有就是……我也聽過與人的連結，也就是所謂的社會支持（Social Support）可強化復原力的說法。」

「SUPER！眞不愧是小夏。」

一臉滿意的尤達大師回應說。

「據說，與他人持續且廣泛的連結，或是與有同樣遭遇的人相互支持等，對復原力都有正面的影響。也有數據顯示，社會支持能抑制會分泌壓力荷爾蒙的下視丘—腦下垂體—腎上腺軸（hypothalamic–pituitary–adrenal axis，簡稱爲HPA）呢■[03]。此外，具有易憂鬱基因的小孩，即使受到虐待，只要與人有穩定的連結，其發病風險就會降低。換言之，由此便可假設社會支持這項環境因素，也會對基因的表現造成影響■[04]。

曾主導復原力臨床研究的前耶魯大學研究員丹尼斯・查尼（Dennis Charney）也提到過，在越南被俘虜的士兵們會透過單人牢房的牆壁，以敲擊密碼來互相加油打氣■[05]。這或許也可說是一種社會支持。

除此之外，查尼還指出思維的靈活性（例如，苦難是成長的機會等想法）、道德標準及信念（包括，靈性及信仰）等，也都是有利於復原力的特質。」

「原來如此。」

我一邊點頭一邊回應。

「也就是說，復原力是可以靠後天培養、強化的，是吧？」

「沒錯，真不愧是小夏。看來是隨時都能回來做研究了。不過，還有個很重要的方法你忘了喔。」

我吞了一口口水。

「正，……正念？」

「SUPER！」

尤達大師咧嘴笑了起來。

「復原力×腦科學」的結論是正念?!

依據尤達大師的說法，在紐約西奈山醫學院的一連串研究之後，復原力的大腦科學機制已被釐清至相當程度■06。

「例如，有個白老鼠實驗。首先將一群老鼠和有攻擊性的老鼠放在同一個籠子裡（但沒有身體接觸）一段時間，使之處於壓力很大的狀態。但即使承受了同樣的壓力，之後有的老鼠能夠自行主動接觸具攻擊性的老鼠，有的老鼠則無法。前者是具復原力的老鼠，後者則被視為是不具心靈回復力的老鼠。

那麼，到底心靈不易挫敗的老鼠腦內發生了什麼事呢？

一般來說，在承受強大壓力時，於獲得獎勵時運作的大腦部位（腹側被蓋區，簡稱VTA）的多巴胺系統會活化，然而，在較具復原力的老鼠腦內，則是與我們先前談到預設模式網絡（DMN）的主要部位時所提到的內側前額葉皮質的連結會被強化，試圖復原腦內平衡的結構會運作。

這時產生的腦內機制，和以正念降低壓力的原理有相當類似的部分。由西奈山醫學院的數據可知，內側前額葉皮質和腹側被蓋區的連結與復原力有關。而就如我們先前已討論過的，這個內側前額葉皮質正是正念所作用的部位[07]。」

「換句話說就是，正念冥想可望具有提高復原力的效果？」

「沒錯。就如我們目前爲止所看到的，也包括以正念控制壓力反應及調整壓力荷爾蒙等在內，這可能性確實十分充足喔。」

對於我的疑問，尤達大師如此回答。

在困境中依舊保持心靈的平靜——平等心

「所以，今天就來教你可鍛鍊復原力的一種方法，叫做平等心（Equanimity）。」

我一如往常地坐好，將注意力導向呼吸。雖然才過一會兒便開始擔心起〈此時此刻貝果店〉之後該怎麼辦，不過，我又再次將意識重新導向至呼吸。

持續冥想了10分鐘左右，尤達大師又開口了。

「嗯，那麼……現在試著在心中想像你所在意、擔憂的事情。喚起焦慮後，在心裡默唸這樣的句子。

——世界就是如此。

——要能夠原原本本地接受一切。

就這樣不斷重複就行了。正念能夠讓杏仁核冷靜下來，進而抑制接下來的下視丘—腦下垂體—腎上腺軸。藉由讓副交感神經佔上風的方式，來建立對壓力的抵抗力與心靈的平衡，當然這也能抑制DMN的過度運作。如果這樣還是無法感覺到平靜也沒關係，只要接受目前就是這樣就行了。」

即使不特意喚起焦慮，早從一開始，〈此時此刻貝果店〉的經營問題便已多次浮現在我的意識中。看來就是要「原原本本」地接受我現在的這種狀況。

「雖說如何在苦難中保全自己是人生的一大課題，但重要的是，絕大多數的苦難都因人們對未來的焦慮而被誇大了，眼前的麻煩本身其實沒什麼大不了的。當然也可能有例外就是了，只是在多數情況下，所謂超過心靈復原力的負擔，根本是來自不屬於當下的東西。反過來說就是，專注於當下正是提高心靈復原力最聰明的辦法。

小夏你知道超級馬拉松嗎？這種競賽所跑的距離是一般馬拉松的好幾倍。而面對這種嚴峻考驗的運動員，其心理狀態和復原力的本質是有些共通點的。據說，包括持續性、永無止盡的好奇心、對失敗的無畏無懼、膽識、對痛苦的忍耐力等等各式各樣的特性[08]，不過，其中最值得注意的還是『專注於眼前的每一步的能力』。爲了能在那極爲漫長痛苦的競賽中跑完全程，不在半途累倒，能夠不去想之後的事並專注於當下的能力就變得很重要。而正念是能讓人邊跑邊休息的最佳辦法。」

〈此時此刻貝果店〉的前景確實不樂觀，在競爭對手即將開幕的此刻，說是前景一片黯淡應該更爲精準。

但若是因此就對未來感到焦慮、憂心不已，或許也太蠢了點。畢竟這只會徒增大腦及心靈的疲勞罷了。

若是知道再這樣下去不行，就該採取行動、對策。而在還未採取行動、對策之前，也實在沒必要開始煩東煩西的。

＊＊＊

隔天一早的店內會議中，我對大家簡單說明了一下現狀。

包括大型連鎖咖啡店將在附近開新分店的事，以及預估在短期內〈此時此刻貝果店〉的營業額恐怕會因此降低，而這種狀況若一直持續下去，這家店的經營狀況就會變得相當困難等。

「很顯然地，我們需要採取某些對策。不過，請各位務必先把目前的工作、眼前的客人放在第一位。別把你們寶貴的力氣拿來擔心還沒發生的事情，讓我們把心力留給之後眞正需要的變革吧！」

我最後又再補充到。

大家沒什麼明確的反應，也不知到底有沒有把我的話聽進去。雖然當場沒有任何人公開地大聲嚷嚷，但搞不好隔天就有人開始另尋工作了也說不定。

會議結束後，戴安娜跑來跟我講話。

「不知爲何，我覺得我們以前的那種一體感又回來了，就像謝爾蓋還在時的〈此時此刻貝果店〉。小夏，這都是你的功勞！」

這是我第二次聽到謝爾蓋這個名字。

身爲〈此時此刻貝果店〉創業老闆之一的他和伯父之間，到底發生了什麼事呢？

「戴安娜，不好意思，今天工作結束後可以留點時間給我嗎？我想了解一下以前的事情。」

Lecture 9

從大腦來治療身體

——副交感神經訓練——

「競爭」是最令大腦疲勞的事

「嗯，原來如此。那麼，一切都是從伯父和謝爾蓋的不和開始的。小夏，你是這麼認爲的嗎？」

「沒錯，就是這樣。」

我把從戴安娜那兒聽來的事情始末都告訴了尤達大師。從〈此時此刻貝果店〉開店以來就一直做到現在的，除了伯父外，就只有戴安娜了，所以她眞的知道很多事。

據說年輕時的伯父在美國做過各式各樣的生意，不論做什麼，都以失敗告終的失意日子持續了很久，只有〈此時此刻貝果店〉不一樣。

而其中的大功臣，正是曾在〈此時此刻貝果店〉擔任主廚的謝爾蓋。擁有優秀的決策力及行動力的伯父，和主廚出身而風格專業再加上性格一絲不苟的謝爾蓋，兩人的組合可說是極爲超群出衆。自從向原本的猶太人老闆買下這家店後，伯父與謝爾蓋兩人很順利地讓業績一路提升。

「那時，你伯父和現在完全不同。店裡也超忙，大家都做得很帶勁兒。我是指謝爾蓋還在的時候啦。」

戴安娜望著遠方回想當時。

但據說創業大約五年後開始出了差錯。經營狀況並沒有不好，只是伯父希望能進一步擴大經營。〈此時此刻貝果店〉的營業額與收益卻已到達極限，不論採取什麼樣的策略，數字都只有暫時性的提升，無法穩定成長。

——這樣下去是贏不了競爭對手的，必須再提高競爭力才行……。

一心這麼想的伯父，決定要降低貝果的售價與原料成本。

而這時提出反對意見的，正是謝爾蓋。被至今爲止一直合作無間地支撐著這間店的「右手」直接公開反對，讓伯父變得更加固執。

於是堅持要贏過競爭對手的經營者，與對貝果的品質絕不妥協的前主廚，兩人間的對立日益加深。

終於，堅決實行降價與精簡成本的伯父開除了謝爾蓋。據說，基於專業人士的尊嚴，謝爾蓋本來是打算要自己離開的。

這是發生在一年前的事。伯父所做的判斷到底妥當與否，身為經營管理外行人的我實在無從確認。

只是就結果而言，〈此時此刻貝果店〉的業績的確急速下滑，儘管降了價，來客數卻沒增加，又因為貝果的味道變差，而導致老顧客不再光顧。景仰謝爾蓋的員工們都在心裡責怪著把他趕走的伯父，店內的氣氛變得越來越緊繃。

就在這個時候，一位據說是「老闆的姪女」的人突然跑來說要「重建這家店」，還搞出了一堆莫名其妙的事情來。

「也就是說，在〈此時此刻貝果店〉跌到谷底、狀況最糟的時候現身的改革者，就是小夏你。呵呵呵。」

一直默默聽著我說故事的尤達大師愉快地說道，而且一如往常地戳中我痛處。

「不過，最痛苦的搞不好是吉郎先生。好不容易才上了軌道的店，竟被自己的判斷錯誤給毀了，更糟的是，還把重要的夥伴給趕走了。我覺得他可能會這麼想。

人類偏好競爭，總是會想著要在某方面取得優勢。吉郎先生當時應該是不想輸，不想輸給競爭對手，也不想輸給謝爾蓋。可是，沒有什麼比不想輸的情緒更能讓我們的大腦筋疲力竭。你伯父可能已處在近乎憂鬱的狀態了。」

尤達大師的這番話點醒了我。

這麼說來，的確如此。只要想像一下伯父被失望折磨得有多慘，也就多少能理解為何他總是那樣無精打采了。

比任何人都更需要讓大腦休息，也最需要正念的，其實是伯父吧。

為什麼要和「疏遠的人」聯絡？

「討論復原力的時候，我曾提到過社會支持的重要性。而在幸福度等相關的調查中，與他人連結這項因素也相當受到矚目。哈佛大學從一九三八年起，以包含該校學生在內共七百二十四人爲對象，持續進行了七十五年的追蹤調查，最近終於提出了有如正向心理學的金字塔般的結果報告[01]。

依據該報告，就提高幸福度而言，和他人良好且穩定的連結，勝過健康程度等其他因素，甚至還發現這對記憶能力和壽命也有正面影響。由此，研究人員們便預期與已經疏遠的人聯絡應該也會有正面影響。

就像小夏你說的，你伯父現在最需要的，或許正是恢復與謝爾蓋的連結。」

在聽尤達大師說話的過程中，我的火氣逐漸上升。

——真是太沒出息了！都千里迢迢來到美國，那樣豈不成了敗犬……。

總之，我很怕變成像伯父那樣，我不想輸給任何人。腦海中浮現布拉德嘲笑著我的臉，慘敗的懊悔情緒湧上心頭。

這時，我突然想起昨天的事。

「老師，先不談這個。您之前爲什麼沒告訴我？」

「告訴你？告訴你什麼？」

面對我的逼問依舊不爲所動，尤達大師一臉無辜地摸著他亂蓬蓬的腦袋。

「裝傻也沒用，就是布拉德的事啊。您昨天來店裡的時候我都看到了，您以前就跟布拉德很熟了吧。爲什麼要瞞著我？」

我劈哩啪啦地一口氣講完，但尤達大師絲毫沒露出任何驚慌的神色。

「呵呵呵，這個啊，我們的確是有點熟，但我沒刻意要瞞你啊。」

「那爲什麼你都知道我被布拉德嘲笑了，還一副沒事兒的樣子？老師你終究還是站在布拉德那邊的，是吧？」

冥想是對「疼痛」有效的腦科學程序

說到這時，我的上腹部突然一陣疼痛，「唉呦……」其實我從幾天前就開始胃痛了，顯然是壓力造成的。

看見我這副樣子，尤達大師沒有正面回應。

「布拉德的事情我們改天再談吧。我看小夏你這是胃痛，那麼今天就來教你專注於身體感覺的方法好了。……不過在那之前，讓我先來介紹幾個相關研究。」

尤達大師不慌不忙地拿出平板電腦，開始挑選論文。

「正念對身體也有效這件事大概已不需要我再囉唆。因爲藉由改變大腦狀態，便可間接解決身體上的問題。

像正念的中心人物喬・卡巴金就一直主張，對於慢性疼痛、乾癬（皮膚病）、熱潮紅（伴隨潮紅、發熱等的更年期症狀）、纖維肌痛症（伴隨有疼痛及疲勞感的疾病）等各式各樣身體上的問題，正念減壓療法（MBSR）都是有效的，而且是從一九七〇年代就開始這麼主張了。例如，據說以紫外線治療乾癬搭配正念時，症狀的改善速度提高到了約3倍左右[02]。

另外，就如先前已談過的，正念也能爲連結身體與心靈的自律神經帶來正面影響。有數據指出，經過5天的冥想訓練後，副交感神經的活動量會增加，也就是觀察到了能讓身體保持冷靜的效果。在這方面，負責認知及情感，還有自律神經系統的調整的大腦前扣帶皮層部位似乎發揮了作用[03]。」

大腦的狀態，會透過自律神經及荷爾蒙反映於身體，亦即身體和心靈是連結在一起的。

既然如此，我想尤達大師想要表達的，應該是正念對我的胃痛也有效吧。

「基於這個理由，正念對疼痛應該也是有效的。那麼，爲何冥想能夠改善疼痛呢？首先，一般實行正念時，與控制疼痛有關的前扣帶皮層及島葉的活動量會增加，而掌管身體感覺的感覺區的活動量則會降低。這被認爲是冥想對疼痛有效的短期機制。

不過有趣的是，目前已知有經驗的冥想者，其額葉的活動量會降低，島葉及感覺區的活動量反而會增加。對此，可能的推測是，持續實行正念者的腦部並不是由額葉有意識地控制疼痛，而是能夠接納疼痛本身並加以處理。之前曾談到，在焦慮的處理上，不是從額葉由上而下地抑制杏仁核，而是會讓兩者產生妥善平衡的關係（▼142頁），也就是在疼痛的處理上也同樣會實現這種狀態。唉呀呀，大腦還眞是善變啊。」

■04

能讓身體恢復活力的「身體掃描」方法

最後，尤達大師教了我一種被認為對疼痛有效的正念冥想方法——身體掃描（▼38頁）。而這種方法可大致整理成如下的幾個步驟：

① 平躺（也可坐在椅子上），閉起眼睛，將意識導向身體與床、地板、椅子接觸的感覺，以及被重力吸引的感覺。同時也要注意腹部伴隨呼吸而上下起伏的感覺。

② 將注意力往下導向左腳尖，注意腳接觸到鞋子或襪子、腳趾接觸到相鄰腳趾等腳尖的各種感覺。

③ 從腳尖開始掃描。吸氣時，想像空氣從鼻子進入，經過身體吹往左腳尖。吐氣時，想像在左腳尖處的空氣，經過身體，從鼻子離開。

依照尤達大師的說法，只要以同樣方式將這個程序用在身體的各個部位就行了。

「這就像是您之前教我的呼吸空間的全身版嘛。」

尤達大師以一臉皺巴巴的微笑點點頭。

「完全正確。就是將溫和沈穩的好奇心導向身體的各個部位，好好地注意各部分的感覺。那麼小夏，現在你試著把注意力導向有疼痛感的胃。」

我依照尤達大師所說的，很仔細地感受自己的胃痛感。

「有注意到什麼嗎？例如，疼痛是持續固定的嗎？」

尤達大師說得對，我發現胃部的疼痛感是有起伏波動的，並非一直不變。或許是因爲我一心想著：**現在還不能倒下**。所以總是盡可能避開、不願正視這個疼痛。

接著，我又持續做了一會兒身體掃描，這次我完全無法掩飾自己對於其效果的驚訝。

胃痛確實減緩了，但最神奇的是整個身體就像做過ＳＰＡ般，感覺煥然一新。突然間，我開始稍微眞實地感覺到尤達大師的那句「**正念是最好的休息方法**」了。

「不只是疼痛，對於僵硬或倦怠之類的疲勞感，身體掃描也可望發揮功效呢。如果有哪個部分感到疲勞，例如，若覺得頸部很沈重，就將注意力導向該處。另外，在掃描的過程中，也要注意感覺是如何改變了，別遺漏了感覺的變化也是很重要的。」

「原來如此，算是一種認知療法型的效果就是了。」

其實，我還在日本的時候就一直苦於慢性肩頸僵硬的毛病，而到了這裡，「這肩頸僵硬永遠好不了」這樣的認知扭曲很可能已根深蒂固。

因此，就矯正此認知而言，身體掃描的效果應該是値得期待的。

＊＊＊

「伯父，一年前的事我聽說了，您和謝爾蓋之間的事。」

隔週一早，我和伯父兩人面對面談話。

「都是過去的事了，那傢伙已經不在這家店了。反正他不在，我們生意還是照做啊。我不會否定夏帆你來了之後生意確實有改善，但可以不要連以前的事情都想管好嗎！」

伯父明顯擺出一臉被惹毛了的表情。不過，總是面無表情的伯父竟一反常態地做出如此情緒化的反應，這點我可沒看漏。

「『生意還是照做』，眞的嗎？一旦我說的那間競爭對手開幕了，很可能就說不出這種話了吔。伯父你心裡一定也很清楚吧。現在〈此時此刻貝果店〉的確需要謝爾蓋的力量。」

「閉嘴！你又知道以後會怎樣了！」

面對來自平常總有氣無力的伯父的怒罵，我不由自主地嚇得縮起身子。然而，對於這突如其來的爆怒聲，最驚嚇的似乎是伯父本人，他那被鬍渣包圍的嘴角顫抖著。

重新振作起精神後，我冷靜地分析。

「我是眞的想重振〈此時此刻貝果店〉，我絕不接受像伯父您那樣一直失敗的人生。對伯父來說，這不也是難得的好機會嗎？爲什麼要放棄？爲什麼沒辦法對謝爾蓋說『讓我們再努力一次』呢？」

緊接著是一陣沈默，耳邊只聽得見廚房冰箱的風扇聲。

「我知道，這情況有一半以上的責任要怪在我那無意義的堅持上啊。而且……」

默默流下淚來的伯父似乎有些猶豫要不要繼續說下去。

「而且……謝爾蓋和那個，就是……夏帆你爸，他和你爸同年啊。謝爾蓋這個人既嚴謹又可靠，簡直就和你爸一模一樣。不願繼承家裡的禪寺而跑到美國來的我，對於總是認眞得體地擔任著住持工作的弟弟，一直都有著深深愧疚在，也覺得自己不如他。所以那時被謝爾蓋反對時，我便陷入了『身爲哥哥的我，無論如何都不想輸』的情緒中。怎樣都擺脫不了，眞是有夠可悲的……。」

面對垂頭喪氣攤坐在椅子上的伯父，我只是站在原地不動，完全想不出該說些什麼才好。

但伯父的心情我完全感同身受，原來伯父和我都有著同樣的問題。

這時喀嚓地一聲，後院的門被打開，站在那兒的是戴安娜，還有謝爾蓋。

伯父驚訝的表情著實令人難忘。

「眞抱歉，老吉。」

謝爾蓋只說了這句，似乎是在門的另一邊聽了我和伯父之間的對話。當然，我們是用日語交談，謝爾蓋不可能聽得懂，應該是在看見伯父表情的瞬間，他突然就領悟了一切。

一聽到謝爾蓋的道歉，眼淚便浸濕了伯父的臉龐，他往後院的門走了過去，擁抱了謝爾蓋。

「該抱歉的人是我，是我太笨了。眞對不起，謝爾蓋……希望你能再幫我一次……拜託你了！」

兩個大男人就這樣抱在一起痛哭。

狐疑著這到底是什麼情況的我一抬起視線，便看見戴安娜也有點不解地露出淺淺的微笑。

＊＊＊

若沒有戴安娜的鼎力相助，這個大和解就不可能實現。

事實上，在上完尤達大師課的隔天，我便聯絡了戴安娜，也和她一起去拜訪了謝爾蓋。

很幸運地，當天謝爾蓋在家，於是我便向他說明了〈此時此刻貝果店〉所面臨的危機，並表示希望他能再次提供一臂之力。理所當然地，我的請求被毫不留情地拒絕了。

最後是憑著戴安娜的三寸不爛之舌，再加上「絕不和吉郎碰面」這個條件，謝爾蓋終於答應來店裡看看情況。

眞的是諸多的偶然加在一起，才有了今天這樣的結果。

或許是因爲週末所公佈的壞消息——「將有競爭對手開店」一事，讓來上班的員工們表情似乎都有些凝重，不再有之前的那股銳氣。

但在後院進行全體員工會議時，謝爾蓋突然驚喜現身，那種氣氛便立刻煙消雲散，就連平常總是酷酷地退一步站著的克里斯都熱淚盈眶。照戴安娜的說法，〈此時此刻貝果店〉員工裡最尊敬謝爾蓋的，就是同樣具備專業人士精神的克里斯了。

「克里斯，我們再來做那種貝果吧！」

當謝爾蓋這麼對他說時，克里斯用力地點頭回應。

從謝爾蓋歸隊的那天起，〈此時此刻貝果店〉就恢復了活力。

我所認知的那個死氣沈沈、跌到了谷底的貝果店到底去哪兒了呢？不被即將發生的危機所影響，爲眼前的團結而高興的員工們的樣子，完全符合〈此時此刻貝果店〉這個店名——**始終專注於當下**。

Lecture 10

腦袋有腦袋的休息方法

——人與組織所需要的「善意」——

只靠放鬆而無法「讓大腦休息」的理由

「呵呵呵，小夏你眞是沒得挑剔，ＳＵＰＥＲ！」

週末到了耶魯的研究室，尤達大師又開始過度誇獎。

認眞想想，尤達大師好像從沒對我說過任何否定的話。從小就被嚴厲斥責到大的我，不太習慣被人稱讚。到現在，就連尤達大師對著我說「ＳＵＰＥＲ！」的時候，我都還不知該擺出什麼表情、該怎麼回應。

「其實有件事讓我非常高興……。就是從謝爾蓋回來後的隔天開始，克里斯就每天都來參加早上的冥想活動。好像是謝爾蓋開口邀他，而克里斯實在無法拒絕。然後昨天，終於連伯父也來參加了，還找了個藉口說什麼：『我想身爲老闆，基本上還是該來體驗一下……。』呢。謝爾蓋的歸隊果然改變了這家店的一切。最棒的是，貝果三明治眞的變好吃了。老師您也一定要來吃吃看。」

雖然尤達大師很開心地用力點著頭，但同時表情卻也露出些許擔憂。

「不過小夏……布拉德呢？他的狀況如何？」

對吔，我都忘了還有他。

「喔，聽說布拉德的研究正進入高潮，上週一整週都請假，所以他也還沒見到謝爾蓋。不過，我想就算是那個彆扭鬼，一旦看到現在的〈此時此刻貝果店〉，一定也沒得挑剔了才對。」

我轉身面對只簡單回應「嗯，這樣啊」的尤達大師，改以較正式的語氣說。

「老師，正念的力量果然很強大。我想這間店眞的非常需要眞正有意義的休息，所以才能藉由堪稱『最高休息法』的正念而脫胎換骨。雖然眞正的考驗還在後頭……，但我眞的非常感謝老師。謝謝您，格羅夫教授。」

「呵呵呵，不用謝啦。呵呵……。」

看來不習慣被稱讚的不只有我而已。尤達大師這時也是紅著臉，全身扭來扭去地笑得相當不自然。搔了好一會兒蓬亂的腦袋後，他重振起精神，又恢復了往常講課的語氣。

「你有聽過作家茱蒂・布朗（Judy Brown）所寫的一首叫『火』的詩嗎？來，你讀看看。」

Fire

What makes a fire burn
is space between the logs,
a breathing space.
Too much of a good thing,
too many logs
packed in too tight
can douse the flames

火

讓火得以燃燒的，
是薪柴之間的空隙，
那是呼吸的空間。
好東西過多也會有反效果，
太多的薪柴
堆得太緊太密，
可能會讓火焰熄滅。

效果幾乎就等於
澆上一桶水。

almost as surely
as a pail of water would.

「組織也好個人也罷，爲了要有所成長，光靠拼命努力是行不通的。爲了讓薪柴能夠持續燃燒，薪柴之間的『空隙』是必不可少。我認爲這正是休息的意義。就像商業有商業的方法論一樣，休息也有休息的方法論。」

以往美國人，甚至日本人恐怕也一樣，都只追求商業的方法，對於休息都太隨便了。大家都誤以爲去度假聖地舒展筋骨、一整天懶散地躺著滾來滾去就是休息。但那樣是行不通的。總是暴露於競爭中的現代人，一不小心便可能陷入像以前的〈此時此刻貝果店〉的狀態，每個人的腦都累積了大量疲勞，令火焰無法燃燒。

雷曼兄弟事件之後，商界便不再以短期利潤爲導向，而是改爲追求持續性的獲利能力，對吧？休息所追求的，再也不是治標不治本的暫時放鬆，而是更爲根本、長期的解決方案。在這方面處於最前線的，正是與大腦科學成果相結合的正念。正念可不只是單純的放鬆而已。

這樣一想，應該就不難理解全世界的菁英們爲何會有志一同地都在實行冥想了，畢竟，這些人要的是眞正有效的東西。正念可說是內行人才懂的『最高休息法』。」

我之所以立志研究大腦科學，就是因爲「想以科學治癒人心」。在這種時候，我總會想到我那在禪寺擔任住持的父親。

就因爲對非科學的東西如此排斥，所以我爲了追求「治癒人心的最先進科學」，才來到這紐哈芬。

——打坐？佛教？冥想？這些東西怎麼可能救得了人！

然而，「尖端腦科學 vs 佛教事物」這樣的對立結構或許並不合理，但這兩者看似相衝突的東西，卻正透過正念完美地結合在一起。我可能已經意外地找到了自己最想要的東西也說不定。

幸福有48％是遺傳。所以「感恩」很重要

「我幾乎已經沒有什麼東西可以教你了。我看，我們一起來做之前教過你的慈悲心（▼36頁）好了。機會難得，今天就來做個培養『感恩』情緒的慈悲心，如何？」

我們兩人各自坐在椅子上，開始冥想，在心中想出十個感謝。

我想到的是〈此時此刻貝果店〉的每個人，當然也包括布拉德。雖然他的個性我實在沒辦法喜歡，但就店員而言，他確實是很有能力的。他對情況的判斷總是正確，對客人的服務也很得體。

「小夏，你聽過人的幸福有48％是由基因決定的這種說法嗎？據說，有個正向心理學的研究提出了這樣的結果■01。呵呵呵，不可否認地，這確實是個相當令人震驚的數字。對此，每個人的理解方式都不盡相同，而有人認爲重要的是剩下的那52％。」

靜靜地睜開眼睛的尤達大師說道。

「這樣啊。但關鍵終究還是在於能變得多有錢、變得多偉大，不是嗎？」

我趕忙提出疑問。

「令人意外地，財產及社會地位的影響似乎只佔了10%而已。那剩下的42%到底是什麼呢？就是每個人的行爲和想法囉。專注於自己所能掌控的那剩下的42%，也就是自己要怎麼活這部分，或許會好得多。

畢竟幸福因人而異，它不過是一種想法罷了。而就提高幸福度的生活方式來說，多次反覆出現的因素正是『感恩』。對他人及社會抱持著感恩心情的人，出現了幸福度比較高的結果。在大腦科學的領域中，也有數據顯示出這點呢。看來，感恩的心情是會融化憤怒、恐懼、嫉妒等各種負面情緒的。」

今天的課程結束得比平常要早，我離開了尤達大師的研究室。

黃昏時分的耶魯校園人影稀疏，我無意識地往前望去。突然在長椅上看見一個熟悉的身影，那是本週因研究進入最後階段而請了一整個星期假的布拉德，他正閉起眼睛低著頭想事情。

「布拉德，情況如何？」

我輕聲地對他說。布拉德緩緩地睜開眼睛，瞥了我一眼，似乎非常疲憊，臉色也不太好，一副精神壓力很大的樣子。

「論文寫得還順利嗎？你看起來好像有點累呢。」

「嗯，很累啊。和只要顧貝果店的某人不一樣，我眞的很忙啊。」

嘆了一口氣後，布拉德冷冷地回答。

講話還是一如往常地毒。如果是以前的我，這時應該已經氣到腦充血了。但或許是剛剛做的慈悲心發揮了效果，我的心完全沒有動搖。大概是尤達大師所說的「額葉與杏仁核之間的平衡關係」已經生成了吧。

「跟你比起來，我確實是很閒啦。話說，那天格羅夫教授不是來我們店裡嗎？那時我才想到，原來布拉德和老師以前就認識了。你那時對他的態度相當尊敬呢，還眞是稀奇呢？」

「嗯，格羅夫教授比較特別。倒是你，每週都這麼勤奮地往老師的研究室跑，但我看你根本就搞不清楚他有多厲害。」

面對這種指責般的說法，我提出反駁。

「我當然知道，還在日本的時候就知道他的事情了。他是在耶魯推動最先進大腦科學研究的奇才，他的論文我可是讀了相當多呢。……但當然，我沒想到他看起來竟是那副如尤達大師般的樣子就是了。」

「別看他現在一副溫和慈祥的老爺爺樣，以前可是個高不可攀的鬼才，而且還很有人望。任何年輕研究員來找他商量他都接受，旗下的研究人員曾一度高達三千人呢……。」

布拉德本來好像還想再說些什麼，但馬上又改變主意恢復到平常的冷淡表情。

「簡言之，你根本沒資格接受格羅夫教授的指導。一想到他寶貴的時間被一個到貝果店幫忙的假研究員給搶走，我就受不了。」

但我還是沒被布拉德的挑釁激怒，畢竟我也不覺得他說的有什麼不對。

「唉，你還是一樣刻薄吔……。撇開這個不談，你一不在店裡，外場就忙到不行吔。眞的是很謝謝你啊，布拉德。下週競爭對手就要開幕了，要再麻煩你多幫忙了。不過，首先還是希望你研究進行順利。祝你好運喔！」

布拉德聽完我的話後什麼都沒說，就逕自起身走向研究大樓，彷彿有些不知所措，臉上浮現了自討沒趣的表情。

但我的感謝並非挖苦嘲諷，而是來自眞心誠意。剛剛在尤達大師的研究室裡做慈悲心時，我心中浮現的正是這份感恩。就這樣突然地，從我的嘴裡說了出來。

「謝謝！」

看著布拉德快速離去的背影，我又再低聲說了一次。

腦神經行銷學與「友善的貝果」

在隔週一早的店內會議中，我把全體員工都集合起來，也包括請假回來的布拉德。

「各位早安，就在這個週末，競爭對手要開幕了。不過，還是請大家好好珍惜、認眞接待眼前的顧客。那麼，現在讓我們分別開始冥想，5分鐘就好。」

於是員工們各自找了椅子坐下，將注意力導向呼吸。

布拉德雖然一言不發地坐著，但似乎沒有要參加冥想的意思。

確定每個人都結束冥想後，我拿出一張紙，紙上寫著「友善的貝果」。

所有人都楞了一下，而我再次對著大家發言。

「我一直在思考〈此時此刻貝果店〉的經營方向。我想，各位可能會覺得都什麼時候了還在講這種事，但我認爲正是在這種時候，大家更需要共同擁有『一個理念』。

老實說，我剛來到這間店時，眞的覺得一切也未免太糟了，不過，現在逐漸恢復了本來的樣子。到底之前是哪裡出了錯？到底是少了些什麼？每天早上，在這冥想空間持續實行正念的過程中，我漸漸瞭解了。我想這間店之前缺乏的應該就是『善意』。不只是對他人的善意，各位甚至連對自己溫柔、友善的方法都忘了。所以我在想，這家店或許可以成爲一個傳達『善意』的地方。我的話聽起來或許有點怪，不過，我希望各位也能夠思考一下『友善的貝果』……。」

整個後院變得鴉雀無聲，而第一個打破沈默的是卡洛斯。

「挺有趣的吔！就藉著這個機會，以『友善的貝果』這個概念來開發新菜單，或許也不賴喔！」

這番話似乎也點燃了克里斯和謝爾蓋的專業魂，兩人接二連三地冒出與新貝果產品有關的點子。

不經意地往旁邊一看，我才發現就連伯父、戴安娜、友美的眼睛也都閃爍著光芒。看來每個人都把「善意」這個詞彙與自己心中的某些東西重疊在一起了。

就這樣不過15分鐘左右，基本的產品設計就成形了。

「眞的非常謝謝各位。讓我們在競爭對手開店前完成新菜單，盡可能多爭取回頭客吧。」

我眼眶泛淚地對大家說。大家則是鼓起掌來，整個後院被一股溫暖的氣氛所包圍。

我完全沒想到「友善的貝果」這個瘋狂點子竟然能獲得這麼大的迴響，看來因這「最高休息法」而改變的，並不只有我而已，員工們也都透過正念而有所成長，所以才能像現在這樣願意與我共享願景。

「我說你啊，該不會眞以爲這樣就行得通吧？」

就在討論即將完美結束時，果然還是那個布拉德潑了我一桶冷水。

都到了這個時候，還要來挖苦我嗎？我心中終究還是湧起了憤怒的情緒。

「我不是要否定這個點子，只不過，光是設計出新菜單，就特別企劃而言，好像還嫌薄弱了點吧。」

布拉德立刻補充到。

我雖然有些惱怒，但也不得不承認他說的確實有道理。我也不覺得街上的貝果店光是加個菜單，就能跟那種大型連鎖咖啡店競爭。

「……所以，我想說是不是要利用一下我的研究之類的……」

咦？我一度懷疑起自己的耳朵。爲了發展「友善的貝果」計畫，他現在是打算提供點子嗎？一時之間令人難以置信。

布拉德是專門研究將大腦活動應用於商品行銷，所謂腦神經行銷學（NeuroMarketing）的研究人員。

MIT媒體實驗室（麻省理工學院的研究據點之一，研究最先進的數位技術）等研究單位，開發出了可測量心跳速率及皮膚導電反應（因出汗造成的皮膚導電性變化）等數值的生物感測器。有了這樣的感測技術，人的壓力就能夠被記錄下來。

再加上布拉德注意到智慧型手機的普及。只要將具生物感測器功能的特殊薄膜片貼在智慧型手機的手持部分，便可即時收集使用者的身體資訊。接著透過網路匯集這些資訊，並配合位置資訊進行即時分析，就能顯示出該區域的人們整體而言是處於怎樣的一個氛圍。一旦普及，這就像氣象雷達圖般，將可鳥瞰各區域人們的情緒變化。

布拉德的點子是這樣的。在店內提供攝影機和配備有生物感測器的機器，攝影機是用來辨識客人的表情，生物感測器則用來測量心跳速率和皮膚導電反應等數值。將這些測得的資訊與過去的大量資料做比對分析，以判斷該名顧客現在的心情如何。

然後進一步針對點了「友善的貝果」套餐的客人，分別依其分析結果，提供特別的副食、甜點等。例如，對心情悲傷的人提供味道溫和的湯品，對情緒過度亢奮的人則提供具冷靜效果的花草茶。

最後，再次以生物感測器測量吃完套餐的人的心情，並將這些資料做爲改善產品的回饋資訊來加以利用。如此一來，這菜單便能夠不斷成長，變得越來越「友善」。

還眞是只有精通腦神經行銷學的布拉德才想得出來的點子呢！

「不過，布拉德，你的研究有申請專利，不是嗎？你願意讓我們用在店裡喔？」

「是啊，但不保證一定有效。」

布拉德扭過頭去踐踐地回應。他的態度突然變得這麼配合，著實令所有人大吃一驚。

「各位，我們就採用布拉德的點子吧！運用最先進的腦科學技術，以『友善的貝果』來貼近客人的心。一定會有很棒的結果的！」

＊＊＊

當天打烊後，我趕到停車場叫住正要回家的布拉德。

「布拉德，眞的非常謝謝你。謝謝你提供的點子。」

我對他深深一鞠躬。

「不過……，你爲什麼突然願意幫忙了呢？」

「『爲什麼』……我才想問你咧。爲什麼現在我怎麼說你都不生氣啊？而且前幾天、還有今天你都一直在說『謝謝』，還像這樣鞠躬。格羅夫教授也好，你也好……，我眞的完全無法理解。」

多麼出人意料的發言。沒想到前幾天在校園裡遇見他時說的一句「謝謝」，竟能讓布拉德的態度有如此大的轉變……。

「你知道我爲什麼要在這種貝果店工作嗎？」

這樣說來，這點確實是很令人好奇。我曾聽說布拉德自從高中畢業後，就一直在耶魯大學唸書。耶魯雖是衆所周知的名校，但學費很貴，所以學生多半來自富裕家庭，我當時覺得布拉德他們家應該也是有相當的財力才是。但這樣的學生爲什麼要在〈此時此刻貝果店〉打工呢？我著實想像不出原因。

「其實我爸以前是格羅夫教授的下屬，他在耶魯的精神醫學系研究磁刺激治療，也做出了在學術界備受矚目的成績。我爸和格羅夫教授一起大膽挑戰了以往不被認爲能夠治癒的疾病。但你也知道，從研究到臨床應用有很長的一段路要走，需要有很堅強的毅力。

就在這時，我爸在研究上造假的事情被曝光了。而格羅夫教授又剛好被選爲醫學院的院長候選人，眼看選舉就要開始。依據調查委員會的查證，我爸似乎是竄改了幾項研究數據，於是他被逐出學術界，也失去了耶魯的研究職位。而且因爲我爸的關係，格羅夫教授可望當上院長的事情也被搞砸了。

最悲哀的是，我爸根本毫無悔意。同樣身爲研究人員，我再怎麼笨，也看得出那樣的造假不是整個研究團隊做的，完全就是我爸他自己的個人行爲。儘管如此，我爸他一直到最後都還是試圖把責任推給格羅夫教授。」

「原來……，竟然曾發生過這種事……。」

我還在日本的時候，確實有看過耶魯發生研究造假事件的新聞，但沒想到當事人竟然會是布拉德的爸爸。

「不過，格羅夫教授卻完全不反駁我爸，甚至還持續提供我們家經濟支援。明明他的院長之路因此斷了，還被趕到那樣的地下研究室去……。聽說老師其實相當自責，他覺得可能是自己的指導方式不好，才逼得我爸不得不捏造數據。就是從那時候起，格羅夫教授開始熱衷於正念的研究……。」

所以布拉德才會在尤達大師面前抬不起頭來啊。相當反常地，布拉德今日十分健談。

「前幾天，你對我說『謝謝』的時候，我在你身上看見了格羅夫教授的影子。所以就有了今天的『友善的貝果』的點子。回過神來才突然發現，我覺得我非幫你不可」

「最高休息法」也能療癒組織及社會

「小夏，好一陣子沒見到你了。呵呵呵。」

距離我上次來尤達大師的研究室，已經隔了一個月。

想到在那之前的連續好幾個月我每週都來報到，確實就連尤達大師的那張臉也會變得令人想念呢。還眞是不可思議啊。

這位紐哈芬的隱士還是一如往常，他的註冊商標——亂蓬蓬的腦袋瓜和皺巴巴的白袍完全沒變。

「好久不見，老師。」

尤達大師露出了打從心底開心的表情。

「不用說話，光看你的表情我就知道〈此時此刻貝果店〉一定經營得很順利。」

一點兒都沒錯。全體員工團結一致、對客人殷勤招待、專注力、思考力等，這些都以正念爲核心產生了出來，形成了全新的〈此時此刻貝果店〉。儘管有競爭對手開幕，但在這一個月裡，我們店的營業額竟然還能屢創新高。

而其中發揮最大效果的，當然就是於同一時間開賣的「友善的貝果」，做爲融合尖端腦科學的新一代餐飲服務，這個新菜單在部分群體之間迅速蔚爲話題。

消息經由社群網路等快速擴散，被幾個網路媒體給報了出來，結果造成〈此時此刻貝果店〉被衆多爲了「友善的貝果」而來的客人們擠得水泄不通，下星期還有電視節目要來採訪呢。

不單是運用新技術，背後還以療癒人心的理念做爲支撐，似乎成了掀起更大話題的契機。甚至有個新聞媒體以「爲何街上的一間小小貝果店能夠提供『最理想的休息』？」爲標題做了報導。

「還不只這樣，今後還將利用店內空間舉辦正念研討會呢。研討會的名稱就叫做『正念時刻』。這可不是我想的，最早提議的是友美。個性畏縮害羞、溫和順從的她竟會主動提出這種點子，這在以前根本是想都想不到的事情。戴安娜和友美決定兩人搭檔，擔任講師的工作，她們可是從現在開始就期待得不得了……。」

「SUPER！呵呵呵，這樣啊，已經進展到社會貢獻的層次了啊！」

尤達大師瞇起眼睛笑了起來。

「雖說正念是一種休息法，但它所能療癒的可不只是個人而已。只要擴大規模，便能夠療癒組織及社會。實際上在美國這兒，也開始有人試圖將這些應用於政治、外交等領域，甚至還曾傳出在美國國會裡舉行了正念活動的消息■02。就這層意義來說，正念的終極形式便是社會貢獻。小夏，你或許已成功地掌握其精髓了。呵呵呵。」

「不不不，我還早啦……。我可沒這種自信，這間店今後到底會變成怎樣，誰也不知道。不過，昨天伯父跟我說：『這家店已經沒問題了。夏帆你可以再度去追逐自己的夢想了。』所以，我今天來這兒打擾您是因爲有事要拜託老師。」

我直視著尤達大師的臉說。

「請讓我再次回到這個研究室，我想重新認眞地研究正念的大腦科學。我知道這樣說很自私，但我……我眞的想在老師的指導下做研究。」

緊接著的是一陣沈默。

「SUPER！我知道了！！」

表情慈祥的尤達大師平靜地回應。

「不過，我對自己的徒弟會有點嚴格喔，呵呵呵。」

＊＊＊

這時，我突然感覺到尤達大師正溫和地盯著我。

「小夏，若你不想說就算了，但……」

在這句開場白之後，他接著繼續說。

「你之前有過好幾次恐慌症發作的經驗，是吧？」

我感到胸前一陣刺痛，原來尤達大師全都知道。

「是的，沒錯……。」

「不用我多說你應該也知道，恐慌症會發作多半是因爲有某些身體或心理上的因素。你可有想過，可能是什麼因素造成的嗎？」

待回過神來，我才發現自己正對著尤達大師吐露出所有的想法。

包括，不管怎麼努力都無法獲得父親讚美的痛苦、從小被迫打坐、父親的嚴厲、我的叛逆、一再反覆發生的衝突、被同學嘲笑是「和尚的女兒」、對輸的恐懼、對失敗的焦慮、害怕被拒絕……。

不知不覺地眼淚順著臉頰流下，怎麼都停不下來。

而尤達大師只是在一旁溫暖地注視、守護著我。

Epilogue

憐憫的慈悲心

京都的夏天依舊炎熱，或許是已習慣了與札幌同緯度的紐哈芬氣候，這樣的熱度實在讓我受不了。

脫下鞋子走進禪寺的正殿，感覺熱氣又再增加不少。從周圍的樹林傳來了如陣雨般響亮的蟬鳴聲，令人頭暈目眩了起來。

想起以前總是被父親叫來這裡打坐，早上五點半起床，就算是冬天，也被要求光著腳在冰冷的木板地上跪坐。

是的，這昏暗的正殿對小時候的我來說，實在是可怕到不行。

距離父親過世已過了兩年。

恢復在耶魯的研究生活後幾個月，母親與我聯繫，告知父親病危的消息。當我飛回京都，衝進病房，躺在床上的是與記憶相差甚遠、太過瘦小的父親身影。

病床上的父親意識模糊，一直到最後都沒能好好地跟我說話。在劇烈疼痛的襲擊之下，父親的呼吸很淺、很喘。

「……爸，對不起。一直以來，眞的很抱歉。您所說的那些，我現在終於有一點懂了。」

我不斷反覆地對父親說著話。

——我的話，父親是否真有聽見？

我彷彿看見父親微微地點了點頭，淚水在眼眶裡打轉。

父親死後我回到耶魯，針對正念，專心投入於嘗試大腦科學方法的研究工作。有幾篇論文獲得了國際知名期刊的認可，雖然速度不算快，但確實朝著研究之路邁進。

而這次是藉著父親逝世三週年的忌日，回到久違了的京都老家省親。

跪坐在木板地上，將意識導向呼吸，炙熱與擾人心靈的蟬聲漸漸往背景退去。我閉起眼睛，在心中複誦著。

——希望父親不再疼痛、不再悲傷、徹底痊癒。

——希望父親遠離苦難、徹底解放。

這是某次從尤達大師那兒聽來的「憐憫（Compassion）的慈悲心」。

不只是自己的痛，也是一種也祈求別人的痛能痊癒的冥想。

為已故父親所做的祈願，也深深地滲入至我自己。就這樣一點一滴地，紓解了我那因每日研究而疲憊不已的大腦和心靈。

（完）

【結語】

從Doing到Being

非常感謝您閱讀本書到最後。看完了這個關於「最高休息法」的故事，您覺得如何呢？

住在美國，就能理解正念爲何會帶來很大的影響並且被大家所接受。在這個國家裡，就像主角小夏那樣，或多或少是需要任務導向的。那是一種一生都在不斷追究「要做什麼？」的「Doing文化」。

而正念的基礎價值觀，則可說是重視人生「要是怎樣的？」的「Being文化」。對於已厭倦總是一直在做某些事的美國人來說，這樣的思維肯定顯得非常有魅力。

另一方面，許多人在試圖以言語說明正念到底是什麼的時候，則總是吃盡苦頭。這個詞彙的「難以捉摸」和「詭異神秘」，與其說是定義的精準度或翻譯用語的問題，其實更像是此概念的本質所造成的。

也就是說，它無法以「知識」的形式輸入，它是必須藉由跳進該世界，在反覆實行的過程中才能體悟到的一種「智慧」。

爲了跨越這一門檻，所以本書才決定採取微小說的形式。

另外，本書「特別附錄」部分提供了爲期五天的冥想訓練指引。請參考這份指引，重新評估一下自己的休息方式。

此外，也很建議各位積極利用headspace之類輔助冥想的手機應用程式。（詳見→https://www.headspace.com/）

回想起來，我之所以立志研究精神醫學，就是被科學與心靈的連接點所吸引。現在更進一步成了擺盪在美國和日本這兩個文化之間、就像故事中的小夏般的存在。

正念剛好位於大腦科學與冥想，以及西方與東方的交叉點，而這或許正是這個題材讓我覺得特別有魅力的原因。有個美國正念專家曾經說過：「寧靜的心靈與內在的智慧甦醒了。」

在我剛立志要成為醫生時，幾乎沒有什麼美國人科學家贊同這個說法，就連我自己也沒想到這句話的正確性有天能被大腦科學給證明。

若此書多少能將正念的魅力傳達給各位，本人深感萬幸。

另外，我自本書收益抽得的10％版稅，將捐贈給正念研究中心MARC（UCLA Mindful Awareness Research Center）。位於美國加州大學洛杉磯分校的MARC，是個經常舉辦各種正念課程、推動相關研究，對正念在全世界的推廣上很有貢獻的研究據點。

在創作本書的過程中，我受到DIAMOND出版社藤田悠先生的諸多協助。雖然我在耶魯已見過無數多令人難以置信的天才，不過，凌駕於他們之上的藤田先生的頭腦，更多次讓我覺得又有新的風景在我眼前展開。在此衷心感謝藤田先生與我共享了這段充滿創意與正念的過程。

闔上本書後，請立刻試著將您的意識導向呼吸，10分鐘也好，5分鐘也行（甚至是1分鐘）。

雖然可能過不了多久，心就立刻飄到別處去了，但沒關係。我想讓各位確實體會到自己的意識是如何地充滿了各種雜念、不停忙碌地往返於過去和未來。

一切就從這裡開始。或許這短短幾分鐘的冥想，對你的大腦來說會是個很大的分叉路口。若本書能成爲如此契機，那眞是身爲作者的我最大的快樂。

久賀谷 亮

〔特別附錄〕

美國精神科醫師推薦

五日簡單休息法

不論你是單身獨居，還是與家人、伴侶同住，
都適用這個為期五天的休息計畫。
請考慮應用在過年期間及暑假等較長的假期中。

基本觀念

以下的指引內容都只是參考標準，請勿過度拘泥於計畫，不必覺得「非得完全遵照不可」。任務導向的「必須思維」就是一種會產生腦部疲勞的「認知扭曲」。

你是不是覺得無論如何都一定要休息？如果你期待完美，那麼我勸你死了這條心。

首先，你要想著「不休息也無所謂」。因為大腦是個愛唱反調的傢伙，這麼想反而比較能獲得深層的休息。

此外，這個休息法不用花什麼錢。就製造非日常生活感而言，這和在豪華度假村度假是類似的，但和基於消費及娛樂的一般度假相比，卻是有根本性的思維差異。

別只是沈浸於短暫的解放感，我們要追求的是那種回到日常生活後仍能持續感覺幸福的狀態。

【每天要做的事】

- 出外曬太陽。
- 接觸森林及大海等自然環境（要像初次見到般懷抱好奇心）。
- 泡個舒服的熱水澡。
- 做伸展或瑜珈等較緩和的運動。
- 別碰數位裝置，尤其是別上社群網路。

前一天的準備——讓大腦進入休息模式

為了能順利進入這個不屬於日常生活的所謂「為期五天的休息」，前一天的準備可說是相當重要。前一天的工作結束後，請參考以下三個做法，開始準備進入休息模式。

① 進行切換開／關的儀式。

就如「巴夫洛夫的狗的制約反應*」那樣，只要以固定的音樂或香氣為大腦建立制約條件（conditioning），往後就比較容易進入休息模式。很建議去理髮。藉由提供「自此開始就要休息了」這樣的固定信號，大腦意外地就會乖乖開始進入「休息模式」。

② 把日常生活整理、收拾起來。

將工作和生活的壓力寫在筆記本上，然後放進很少用到的抽屜裡，再把電腦和手機收起來或許也不錯。這些也都能成為給大腦的信號。

③ 將自己的住家改變成非日常生活的空間。

最快的做法，就是在室內或庭院裡搭起露營用的簡易帳棚。無法做到這種地步的人，也可以只發揮想像力，想像自己就在森林旁或小溪畔。這種意象導引療法（guided imagery）對大腦的效果已經獲得證實。

第一天——讓身體休息的發懶日

這天是發懶日（▼164頁），也就是「什麼都不做的日子」。總之，就讓身體休息。就算出門，也要去自己喜歡、想去的地方。

【早上】可以睡到自然醒。起床後進行10分鐘的正念呼吸法（▼26頁），10分鐘就好。

【白天】做最基本的家事。於煮飯、打掃、洗衣服等時候納入動態冥想（▼28頁）。做家事本身就是個休息的機會，是讓腦袋成長的機會。

【晚上】泡個舒服的熱水澡（有數據顯示，讓全身暖和對憂鬱也有效）。泡澡時請試著數「數字」。曾有禪師說過「泡澡時數數字，和打坐或正念是有某些共通之處的」。別熬夜，睡眠要充足。若是睡不著或半夜醒來，就直接在床上一邊爲呼吸貼標籤，一邊進行正念冥想。

第二天——去看看附近沒去過的地方

身體休息過了，接著換腦休息。首先做一些前述的「每天要做的事」，試著自在地過一天。

【早上】早點起床（前一天若有讓身體休息並早睡，自然就會比較早醒來）。沐浴在朝陽下，並接觸戶外的空氣。進行動態冥想，這對肩頸僵硬等也有效。

【白天】若有某些區域離你不太遠，而你卻沒去過，就去看看。即使是去已經去過的地方，也可試著走平常沒走過的路線。只決定目的地就好，其他的都順其自然。就算是開車或騎腳踏車，又或是步行移動，請試著在過程中進行動態冥想。要做瑜珈或伸展等較緩和的運動時，可在YouTube等搜尋相關影片跟著做。

第三天——確認與他人之間的連結

這天是半發懶日。你是不是太拼命地休息了？請回想一下火和薪柴間空隙的關係（▼232頁），注意自己是否不知不覺地就太努力了。

【早上】只要做10分鐘的正念呼吸法即可。

【白天】製造機會以確認和他人之間的連結。和朋友或家人見面並愉快地用餐是最理想的，而且要有意識地實行對他人表示愛及感謝的行動，例如，「給對方感謝卡」、「送花」、「做義工」等。當然，你不會知道對方會有什麼反應，但這種行動本身就是有意義的。另外，也很建議試著與老家的人或以前熟識的人聯絡。

第四天——解放欲望的狂野日

這是盡情解放自身欲望的一天。在此之前，都盡可能妥善地控制欲望，到今天就來好好充電一下。期待的心情能夠有助於整理我們的情緒，對於改善憂鬱等是有效果的。

【早上】做完10分鐘的正念呼吸法後，請仔細感受自己的生理欲望（食欲、性欲等）及物欲。也就是好好思考使該欲望成立的條件，以及滿足該欲望後會爲個人、社會帶來什麼樣的結果。依據正向心理學的研究，物質上的滿足只佔了人類幸福的一小部分，六個月後便會開始衰減。

【白天】請滿足自己的願望，像是「去血拼購物」、「盡情享用好吃的食物」等。只要事先設定好時間及金額限制，就能避免事後後悔。

【晚上】約莫從這個時候開始，你的腦袋可能就會開始出現日常生活或是工作上的事。請實行平等心冥想（▼206頁），以保持心靈平靜。而若你是積極地在思考工作的事，則可空出一段時間重新審視「做工作是爲了要實現什麼？（深層需求（▼176頁）」。睡前實行「感恩的慈悲心（▼235頁）」，試著舉出十個現在的自己能夠感謝的事情。

第五天——為了讓「下次的休息」能更好

是的，這是最後一天了。一邊意識到前述「每天要做的事」，一邊悠閒地度過從早上開始的一整個白天。你一定會想到明天又要開始一貫的日常生活（工作及家事）。但經過五天持續進行各式各樣的正念冥想後，你對日常生活的看法應該已經有所改變。

【晚上】進行某些儀式，好從非日常生活漸漸回到日常生活。這時建議你準備一本筆記本，規劃「下一次的五天休息計畫」。爲了讓「火」能繼續燃燒，「空隙」是絕對必要的。而這就是一種事先建立好空隙的做法。經過了這五天，我想你可能已有感想，已經注意到「這裡改成這樣或許更好⋯⋯」。請將這些都寫進下次的計畫吧。

◎◎◎

終極的休憩地，並不在這世上的某處，若你的內在未被療癒，便無法達成眞正的休息。而最確實的有效的方法，就是讓你的大腦休息。

＊注解：巴夫洛夫是俄羅斯生理學家、心理學家、醫師，因為對狗研究而首先對古典制約作出描述而著名，並在1904年因為對消化系統的研究得到諾貝爾生理學或醫學獎。

■02 Kabat-Zinn, Jon, et al. "Influence of a mindfulness meditation-based stress reduction intervention on rates of skin clearing in patients with moderate to severe psoriasis undergoing photo therapy (UVB) and photochemotherapy (PUVA)." *Psychosomatic Medicine* 60.5 (1998): 625-632.

■03 Tang, Yi-Yuan, et al. "Central and autonomic nervous system interaction is altered by short-term meditation." *Proceedings of the National Academy of Sciences* 106.22 (2009): 8865-8870.

■04 Tang, Yi-Yuan, Britta K. Hölzel, and Michael I. Posner. "The neuroscience of mindfulness meditation." *Nature Reviews Neuroscience* 16.4 (2015): 213-225.

Lecture 10

■01 Lykken, David, and Auke Tellegen. "Happiness is a stochastic phenomenon." *Psychological Science* 7.3 (1996): 186-189.

■02 Plum Village. "Thich Nhat Hanh address to US Congress, September 10, 2003" *Plum Village Website* (2003): https://plumvillage.org/letters-from-thay/thich-nhat-hanh-address-to-us-congress-september-10-2003/(accessed 2016-06-26).

■05 Charney, D.S, MD, interviewed by Norman Sussman, MD. "In session with Dennis S. Charney, MD: Resilience to stress." *Primary Psychiatry* 13. (2006): 39-41.

■06 Krishnan, Vaishnav, et al. "Molecular adaptations underlying susceptibility and resistance to social defeat in brain reward regions." *Cell* 131.2 (2007): 391-404.

Chaudhury, Dipesh, et al. "Rapid regulation of depression-related behaviours by control of midbrain dopamine neurons." *Nature* 493.7433 (2013): 532-536.

Friedman, Allyson K., et al. "Enhancing depression mechanisms in midbrain dopamine neurons achieves homeostatic resilience." *Science* 344.6181 (2014): 313-319.

■07 Tang, Yi-Yuan, Britta K. Hölzel, and Michael I. Posner. "The neuroscience of mindfulness meditation." *Nature Reviews Neuroscience* 16.4 (2015): 213-225.

■08 Van Dusen, Allison. "Inside The Endurance Athlete's Mind." *Forbes* (2008): https://www.forbes.com/2008/09/22/endurance-race-training-forbeslife-cx_avd_0922sports.html(accessed 2016-06-26).

Lecture 9

■01 Lewis, Tanya. "A Harvard psychiatrist says 3 things are the secret to real happiness." *Business Insider* (2015): http:// www.businessinsider.com/robert-waldinger-says-3-things-are-the-secret-to-happiness-2015-12 (accessed 2016-07-08).

Waldinger, Robert. "What makes a good life? Lessons from the longest study on happiness." *TED* (2015): https://www.ted.com/talks/robert_waldinger_what_makes_a_good_life_lessons_from_the_longest_study_on_happiness(accessed 2016-07-08).

Bradt, George. "The Secret Of Happiness Revealed By Harvard Study." *Forbes* (2015): https://www.forbes.com/sites/georgebradt/2015/05/27/the-secret-of-happiness-revealed-by-harvard-study/(accessed 2016-07-08).

Lecture 6

■**01** Kuyken, Willem, et al. "Effectiveness and cost-effectiveness of mindfulness-based cognitive therapy compared with maintenance antidepressant treatment in the prevention of depressive relapse or recurrence (PREVENT): a randomised controlled trial." *The Lancet* 386.9988 (2015): 63-73.

Lecture 7

■**01** Goleman, Daniel. *Emotional Intelligence: why it can matter more than IQ*. Bantam Books (2005).

■**02** Brewer, Judson A., et al. "Mindfulness training for smoking cessation: results from a randomized controlled trial." *Drug and Alcohol Dependence* 119.1 (2011): 72-80.

■**03** Darley, John M., and C. Daniel Batson. "" From Jerusalem to Jericho" :A study of situational and dispositional variables in helping behavior." *Journal of Personality and Social Psychology* 27.1 (1973): 100.

Lecture 8

■**01** Sharot, Tali, et al. "Neural mechanisms mediating optimism bias." *Nature* 450.7166 (2007): 102-105.

■**02** Drevets, Wayne C., et al. "Subgenual prefrontal cortex abnormalities in mood disorders." *Nature* 386. (1997): 824-827.

■**03** Ozbay, Fatih, et al. "Social support and resilience to stress: From neurobiology to clinical practice." *Psychiatry* 4.5 (2007): 35-40.

■**04** Kaufman, Joan, et al. "Social supports and serotonin transporter gene moderate depression in maltreated children." *Proceedings of the National Academy of Sciences of the United States of America* 101.49 (2004): 17316-17321.

■06 Sénchez-Villegas, Almudena, et 31. "A longitudinal analysis of diet quality scores and the risk of incident depression in the SUN Project." *BMC Medicine* 13.1 (2015).

Quirk, Shae E., et al. "The association between diet quality, dietary patterns and depression in adults: a systematic review." *BMC Psychiatry* 13.1 (2013).

Estruch, Ramón, et al. "Primary prevention of cardiovascular disease with a Mediterranean diet." *New England Journal of Medicine* 368.14 (2013): 1279-1290.

■07 van Praag, Henriette. "Exercise and the brain: something to chew on." *Trends in Neurosciences* 32.5 (2009): 283-290.

■08 Dash, Sarah, et al. "The gut microbiome and diet in psychiatry: focus on depression." *Current Opinion in Psychiatry* 28.1 (2015): 1-6.

■09 O'Reilly, Gillian A., et a1. "Mindfulness-based interventions for obesity -related eating behaviours: a literature review." *Obesity Reviews* 15.6 (2014): 453-461.

■10 Cooney, Gary M., et a1. "Exercise for depression." *The Cochrane Library* (2013).

■11 Rethorst, Chad D., Bradley M. Wipfli, and Daniel M. Landers. "The antidepressive effects of exercise." *Sports Medicine* 39.6 (2009): 491-511.

■12 Erickson, Kirk I., et a1. "Exercise training increases size of hippocampus and improves memory." *Proceedings of the National Academy of Sciences* 108.7 (2011): 3017-3022.

■13 Chatterjee, Anjan. "Visual Art." In: Gottfried, Jay A., ed. *Neurobiology of Sensation and Reward*. CRC Press (2011): Chapter 18.

■14 Bögels, Susan, et al. "Mindfulness training for adolescents with externalizing disorders and their parents." *Behavioural and Cognitive Psychotherapy* 36.02 (2008): 193-209.

■02 Xie, Lulu, et al. "Sleep drives metabolite clearance from the adult brain." *Science* 342.6156(2013): 373-377.

■03 Greicius, Michael D., et al. "Default-mode network activity distinguishes Alzheimer's disease from healthy aging: evidence from functional MRI." *Proceedings of the National Academy of Sciences of the United States of America* 101.13 (2004): 4637-4642.

Lecture 5

■01 Hölzel, Britta K., et al. "Stress reduction correlates with structural changes in the amygdala." *Social Cognitive and Affective Neuroscience* 5.1 (2010): 11-17.

■02 Smith, ME Beth, et al. "Treatment of myalgic encephalomyelitis/chromic fatigue syndrome: a systematic review for a National Institutes of Health Pathways to Prevention Workshop." *Annals of Internal Medicine* 162.12 (2015): 841-850.

■03 Knijnik, Leonardo M., et al. "Repetitive Transcranial Magnetic Stimulation for Fibromyalgia: Systematic Review and Meta-Analysis." *Pain Practice* (2015).

Palm, Ulrich, et al. "Non-invasive brain stimulation therapy in multiple sclerosis: a review of tDCS, rTMS and ECT results," *Brain Stimulation* 7.6 (2014): 849-854.

Tendller, Aron, et al. "Deep Repetitive Transcranial Magnetic Stimulation (dTMS) for Multiple Sclerosis (MS) Fatigue, Irritability and Parasthesias: Case Report." *Brain Stimulation: Basic, Translational, and Clinical Research in Neuromodulation* 7.5 (2014): e24-e25.

Schippling, S. et al. 29th Congress of the European Committee for Treatment and Research in Multiple Sclerosis (ECTRIMS). Abstract #165. Presented October 4, (2013).

■04 Simpson, Robert, et al. "Mindfulness based interventions in multiple sclerosis-a systematic review." *BMC Neurology* 14.1 (2014).

■05 Ross, Christopher. "A Day in the Life of 5-Hour Energy Creator Manoj Bhargava." *WSJ. Magzine Nov.* (2015): 101-102.

■13 Tang, Yi-Yuan, Britta K. Hölael, and Michael I. Posner. "The neuroscience of mind-fulness meditation." *Nature Reviews Neuroscience* 16.4 (2015): 213-225.

Lecture 2

■01 Tang, Yi-Yuan, et al. "Short-term meditation induces white matter changes in the anterior cingulate." *Proceedings of the National Academy of Sciences* 107.35 (2010): 15649-15652.

Lecture 3

■01 Chiesa, Alberto, Raffaella Calati, and Alessandro Serrettil. "Does mindfulness training improve cognitive abilities? A systematic review of neuropsychological findings." *Clinical Psychology Review* 31.3 (2011): 449-464.

■02 Brewer, Judson A. "How to Get Out of Your Own Way (and the Brain Science Behind It)." *The Huffington Post* (2013): http://www.huffingtonpost.com/dr-judson-brewer/optimal-psychology_b_3245485.html (accessed 2016-06-21).

■03 Brewer, Judson A., et al. "Meditation experience is associated with differences in default mode network activity and connectivity." *Proceedings of the National Academy of Sciences* 108.50 (2011): 20254-20259.

Brewer, Judson A., and Kathleen A. Garrison. "The posterior cingulate cortex as a plausible mechanistic target of meditation: findings from neuroimaging." *Annals of the New York Academy of Sciences* 1307.1 (2014): 19-27.

■04 Cairncross, Molly, and Carlin J.Miller "The Effectiveness of Mindfulness-Based Therapies for ADHD A Meta-Analytic Review." *Journal of Attention Disorders* (2016): 1087054715625301.

Lecture 4

■01 依據本診所的初步數據。在某特定期間，對就診的8名患者實施TMS磁刺激治療後，這8名患者的睡眠狀況都有了明顯的改善。

■05 Liston, Conor, et al. "Default mode network mechanisms of transcranial magnetic stimulation in depression." *Biological Psychiatry* 76.7 (2014): 517-526.

■06 依據本診所的初步數據。比較TMS磁刺激治療前後的Zung憂鬱量表之「倦怠感」項目的變化，結果發現倦怠感有36.1%的改善，在統計學上觀察到了顯著的降低現象（$p<0.01$）

■07 Sheline, Yvette I., et al. "The default mode network and self-referential processes in depression." *Proceedings of the National Academy of Sciences* 106.6 (2009): 1942-1947.

Sheline, Yvette I., et al. "Resting-state functional MRI in depression unmasks increased connectivity between network via the dorsal nexus." *Proceedings of the National Academy of Sciences* 107.24 (2010): 11020-11025.

■08 Sperduti, Marco, Pénélope Martinelli, and Pascale Piolino. "A neurocognitive model of meditation based on activation likelihood estimation (ALE) meta-analysis." *Consciousness and Cognition* 21.1 (2012): 269-276.

■09 Lazar, Sara W., et al. "Meditation experience is associated with increased cortical thickness." *Neuroreport* 16.17 (2005): 1893.

Hölzel, Britta K., et al. "Mindfulness practice leads to increases in regional brain gray matter density." *Psychiatry Research: Neuroimaging* 191.1 (2011): 36-43.

■10 Lazar, Sara W., et al. "Meditation experience is associated with increased cortical thickness." *Neuroreport* 16.17 (2005): 1893.

■11 Hölzel, Britta K., et al. "Mindfulness practice leads to increases in regional brain gray matter density." *Psychiatry Research: Neuroimaging* 191.1 (2011): 36-43.

■12 Fox, Kieran CR, et al. "Is meditation associated with altered brain structure? A systematic review and meta-analysis of morphometric neuroimaging in meditation practi-tioners." *Neuroscience & Biobehavioral Reviews* 43 (2014): 48-73.

References

參考文獻

前言

■01 Raichle, Marcus E., and Debra A. Gusnard. "Appraising the brain's energy budget." *Proceedings of the National Academy of Sciences* 99.16 (2002) : 10237-10239.

■02 Tan, Chade-Meng. *Search Inside Yourself.* Harper Collins USA (2012).

Lecture 0

■01 "Best Global Universities for Psychiatry/Psychology." *U.S. News* (2016) : http:// www.usnews.com/education/best-global-universities/psychiatry-psychology (accessed 2016-07-08).

■02 Gelles, David. "At Aetna, aC.E.O.'s Management by Mantra." *The New York Times*(2015):http://www.nytimes.com/2015/03/01/business/at-aetna-a-ceos-management-by-mantra.html (accessed 2016-07-08).

Lecture 1

■01 Krasner, Michael S., et al. "Association of an educational program in mindful communication with burnout, empathy, and attitudes among primary care physicians." *The Journal of the American Medical Association* 302.12 (2009): 1284-1293.

■02 Brewer, Judson A., et al. "Meditation experience is associated with differences in de-fault mode network activity and connectivity." *Proceedings of the National Academy of Sciences108.50* (2011):20254-20259.

■03 Killingsworth, Matthew A., and Daniel T. Gilbert. "A wandering mind is an unhap-py mind." *Science* 330.6006 (2010): 932-932.

■04 Raichle, Marcus E. "The brain's dark energy." *Scientific American* 302.3 (2010): 44-49.

經耶魯、哈佛大學精神醫療研究實證

最高休息法

作　　者 | 久賀谷亮 Akira Kugaya
譯　　者 | 陳亦苓 Bready Chen

責任編輯 | 許世璇 Kylie Hsu
責任行銷 | 朱韻淑 Vina Ju
封面裝幀 | 捌子
版面構成 | 譚思敏 Emma Tan
校　　對 | 葉怡慧 Carol Yeh

發 行 人 | 林隆奮 Frank Lin
社　　長 | 蘇國林 Green Su

總 編 輯 | 葉怡慧 Carol Yeh
日文主編 | 許世璇 Kylie Hsu
行銷經理 | 朱韻淑 Vina Ju
業務處長 | 吳宗庭 Tim Wu
業務專員 | 鍾依娟 Irina Chung
業務秘書 | 陳曉琪 Angel Chen
莊皓雯 Gia Chuang

發行公司 | 悅知文化 精誠資訊股份有限公司
地　　址 | 105台北市松山區復興北路99號12樓
專　　線 | (02) 2719-8811
傳　　真 | (02) 2719-7980
網　　址 | http://www.delightpress.com.tw
客服信箱 | cs@delightpress.com.tw
ISBN：978-626-7537-49-7
三版一刷 | 2024年12月
建議售價 | 新台幣350元

本書若有缺頁、破損或裝訂錯誤，請寄回更換
Printed in Taiwan

國家圖書館出版品預行編目資料

最高休息法：腦科學×正念,全世界的菁英們都是這樣讓大腦休息／久賀谷亮著；陳亦苓譯. -- 三版. -- 臺北市：悅知文化精誠資訊股份有限公司, 2024.11
面；　公分
ISBN 978-626-7537-49-7（平裝）
1.CST: 健腦法 2.CST: 生活指導

411.19　　　　113018222

悅知文化 Delight Press

線上讀者問卷 TAKE OUR ONLINE READER SURVEY

【腦科學】×【正念】全世界的菁英們都是這樣讓大腦休息

——《最高休息法》

請拿出手機掃描以下QRcode或輸入以下網址，即可連結讀者問卷。

關於這本書的任何閱讀心得或建議，歡迎與我們分享 ◡̈

https://bit.ly/3ioQ55B

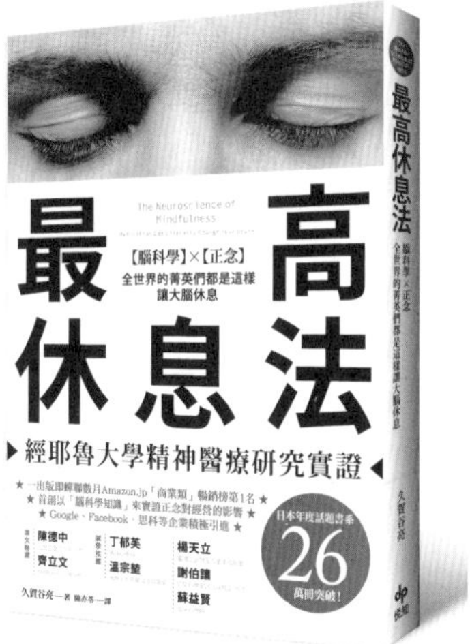